《家庭食养宝典》系列丛书

丛书主编：赵晓东　杨桂桂

家庭食养宝典

中学生篇

杨立丽　尹龙德◎编著

中国中医药出版社

·北京·

图书在版编目（CIP）数据

家庭食养宝典·中学生篇 / 杨立丽，尹龙德编著 . —北京：中国中医药出版社，2013.8

ISBN 978-7-5132-1429-2

Ⅰ . ①家…　Ⅱ . ①杨…　②尹…　Ⅲ . ①中学生 – 食物养生　Ⅳ . ① R247.1

中国版本图书馆 CIP 数据核字（2013）第 077850 号

中 国 中 医 药 出 版 社 出 版

北京市朝阳区北三环东路 28 号易亨大厦 16 层

邮政编码　100013

传真　010 64405750

三河市同力印刷装订厂印刷

各地新华书店经销

*

开本 880×1230　1/32　印张 8　字数 180 千字

2013 年 8 月第 1 版　2013 年 8 月第 1 次印刷

书号　ISBN 978-7-5132-1429-2

*

定价　28.00 元

网址　www.cptcm.com

如有印装质量问题请与本社出版部调换

版权专有　侵权必究

社长热线　010 64405720

购书热线　010 64065415　010 64065413

书店网址　csln.net/qksd/

官方微博　http：//e.weibo.com/cptcm

出版前言

　　自古民以食为天，我们如今的医学科普工作，都离不开这个看起来很简单、很琐碎的小事。

　　随着社会的发展和人们对健康的重视，吃这件事却越来越成为老百姓所关注的焦点。我们深刻地感觉到，周围的很多人对吃什么、怎么吃，有着不少的困惑。面对现实，抛开环境污染、农药滥用等普通人无法扭转的局面，其实在我们的日常生活中，还有不少可以改进和调整的空间。

　　我们很高兴地看到，正在打开这本书的你，一定是认真地看待"吃"这件事。只有这样，你才愿意去思考，怎样让自己、自己挚爱的父母、儿女和亲爱的他（她）吃得更健康，更合理。

　　的确，如今吃东西，不只是吃饱，也是在品味一份情感，一份来自亲人的关爱。生活中的小毛病，不仅需要医生的治疗，还需要居家的食疗。

　　为此，我们策划了这套《家庭食养宝典》，分为老年篇、女性篇、男性篇、中学生篇和少儿篇，就是希望为您全家的健康饮食和自我调养提供一点方便。

父母年事已高，吃点什么能够益寿延年？儿女活泼可爱，怎么吃才能健壮成长？你的他（她）每日操劳，吃点什么能够对抗衰老？自己辛苦工作，怎么吃才能减压防病？健康人怎么吃更合理？小毛病怎么吃好得快？在这套书里都能找到答案。

让我们尝试着放慢自己的节奏，照书里的食谱，每周为家人做几顿健康、可口的饭菜，看着他们慢慢品尝……

出版者

2013 年 5 月

引　言

食物，是我们每个人赖以生存的东西。自古以来，我们的先人就常说："民以食为天。"合理的饮食能够带给我们健康，除了支持我们每天的生长、活动所需之外，还可以预防、减轻甚至治愈一些常见病；可以辅助正规的治疗方法取得更好的疗效；可以缩短一些疾病的病程；可以提高患者对治疗的接受程度；可以减轻患者的医疗负担等等。

中医也说："病从口入"，很多病是因为饮食的不合理造成的。比如说，长期偏食、挑食、少食会导致人体营养的缺乏，引起营养缺乏病；大量食用辛辣的食物，可导致痤疮、咽痛等热性疾病；过食生冷则易致消化不良。如果有好的饮食习惯，我们就能有效地避免这类疾病的发生。

中学生时期，对我们每个人来说都是一个很重要的时期。这个时期我们的心理与生理都将快速成长，直至成熟。影响青少年生长变化的因素很多，饮食是其中最重要的因素之一，也是家长可有效介入的最主要的途径。合理的饮食可促使这些生理、心理变化沿着一个正确的方向发展。人们在生长过程中，生病是不可避免的，但是很多孩子对生病治疗有一定的抵触情绪，除了不愿吃药、打针的原因之外，还有就是不想因此而耽误学习。家长们试一下食物疗法，可能会收到意想不到的效果。

中学时期是一个叛逆的时期，很多家长发现孩子在小学的时候还很听话，结果到了中学后就不再听话了，甚至有时候与家长产生强烈的冲突。碰上这种问题的家长往往深感无奈，只能看着自己与孩子之间的代沟越来越深。其实，只要是细心的家长就会发现，孩子们每天回家吃饭和睡觉是必须的，只要我们利用好了这一点，就有很多机会改善与孩子的关系。我们可以和孩子多聊聊饮食上的话题，减少敏感话题的涉及。多调整一下孩子的饮食结构，让孩子体味到家庭的温暖，减少孩子对家庭的反感程度，缓和与孩子们之间的矛盾。

作为中学生，每个人都生活在集体中，这就导致了一些传染病会在这些人群中出现。中学生常见的传染病有：①呼吸道传染病：流行性腮腺炎、水痘、猩红热等；②肠道传染病：急性细菌性痢疾、甲肝、戊肝、蛔虫病等；③血液传染病：乙肝、丙肝等。对于这些疾病，本文大都根据不同的证型给出了相应的食疗方法。根据中医辨证论治理论，不同的疾病如果有相似的症状，那么用的食疗方可能有一定的相似之处。比如说乙肝和丙肝相同的证型所用的食疗方是相同的。另外，一些卫生条件差的学校里偶尔会有寄生虫病的发生，但这些寄生虫病有较好的西医治疗方法，本书中就不再给出食疗方了。

营养不良类的疾病，通过食疗调理是比较理想的。本来就是因为食物营养的不均衡造成的疾病，只要通过饮食调节就可得到纠正。平时最常见的是维生素和微量元素的缺乏以及肥胖。我们在补充所缺元素的同时，还要注意到孩子对食疗口味的要求，注意饮食花样的变化和孩子的接受程度。另外，还要注意孩子饮食习惯的培养，让孩子做到不偏食，少吃零食，不通过过量缩食减肥。

中学生多处在青春期，青春期的儿童生理上会有很大的变化，特别是男孩的遗精和女孩的月经。这些情况有可能引起孩子心理上的不适应，进而导致一些困惑的出现，如果处理不当，可能会出现一些不适症状。比如说，男孩的遗精病和女孩的经前期紧张综合征等。这就需要家长在积极和孩子们沟通的基础上，给予孩子们一些帮助，希望本文给出的一些食疗方可成为你的一个助力。

中学生平时学习比较忙，特别是考试之前。在这段时间里，各位家长都不能松懈，要积极做好孩子的后勤保障工作，不但要让孩子吃饱，还要让孩子吃好。本文中给出了一些考试期间的饮食建议，能够有效缓解考试期间的疲劳，给予孩子们足够的营养支持。另外，中考、高考均安排在夏天，这就导致每年夏天参加中、高考的学生们都不乏因中暑而导致考试发挥失常者。因此，我们要通过合理的饮食和正确的行动来积极预防中暑或减轻中暑对孩子的危害。当然，如果出现危急情况，还是尽快到医院治疗。

学校是一个集体用餐的单位，很多中学生需要在学校食堂用餐，这就要求学校的食堂有统一的规章制度来保障师生的饮食安全。从食堂的进货、加工到出售都需要做到安全、卫生、科学，从而减少食物中毒的发生。当然，对于中学生而言，要尽量在干净卫生的食堂内吃饭，不要到无证营业的餐馆甚至地摊去吃饭。夏、秋季节常见的急性细菌性痢疾患者，其流行病史中绝大部分有不洁饮食史。寄生虫病中的蛔虫病、猪肉绦虫病也与不洁饮食有关。若孩子们未形成良好的卫生习惯，是很容易感染一些肠道传染病或引起食物中毒的。

对于中学生来说，良好的卫生习惯和健康的饮食，能减少患病几率。比如说，如果我们平时少吃一些辛辣、油腻的食物，多吃蔬菜类的食物，那么我们就可能不会肥胖，不长痤疮；少吃含糖分的饮食，可能会减少我们龋齿的数量。如果得了某种疾病，一个好的饮食会加快身体的康复。比如：青蒿可以抗疟疾，乌梅可以抗蛔虫，桂枝可以抗流感等。

让我们拿起饮食的武器，来对抗我们共同的敌人——疾病，等待我们的将是健康的生活。

目　录

目录

汤 类

消暑饮料

肥胖……167

肥胖食疗方

痤疮……174

痤疮食疗方

荨麻疹……182

风热型食疗方

风寒型食疗方

肠胃湿热型食疗方

你了解你的孩子吗

青春期少年的发育情况

　　中学生多数是青春期的孩子。青春期是我们每个人发育的特殊时期。这个时期的孩子身体发育逐渐接近于成年人，心理也逐渐成熟。在这一时期，生理变化的特点主要是第二性征开始至体格发育完全成熟为止。在这短短的几年里，我们的体格快速生长，第二性征出现，生殖系统迅速发育，同时伴有该年龄段的一系列的形态、生理、心理上的改变。

　　孩子们进入青春期后，受内分泌等因素的影响，生长发育进入一个新的高速时期，体格生长出现出生后的第二个高峰，不管是身高、体重、胸腹围均有较大幅度的增长。不过，这些增长在不同的性别中有较大的差异。一般来说，女性发育多于 9 ~ 11 岁开始，比男性要早；很多男孩的青春期发育多于 14 ~ 16 岁开始。在发育早期，女孩子的身高、体重、肩宽、骨盆宽的发育均较快，往往会超过同龄的男孩，直到 15 岁以后，男孩的发育才会逐渐赶上女孩。青春期早期，男孩和女孩的脂肪含量都有所增加。由于雌激素促进脂肪沉积，在青春期女孩体内的脂肪会持续增加。而男孩则因为雄性激素的作用，导致肌肉以增加为主，青春期中期会出现脂肪负增长，直至青春期后期或者成年后，体内的脂肪才会蓄积较多，进而出现较多肥胖者。青春期结束后，我们会发现男孩越来越威猛、高大，双肩宽大；女孩则身体趋于丰满，髋部较宽。

　　在青春期，人们的脏器会趋于成熟，特别是心肺功能会有长足的成长，直至成熟。在这一时期，心脏的重量、容积均会有翻倍的增长，心脏的排血量大大增加。心率会随着年龄的增加而下降，血压则逐渐上升。肺脏的功能逐渐加强，肺活量会逐渐增大。呼吸次数则随着年龄的增长而下降，逐渐接近成人。青春期女生开始出现月经，周期性失血已不可避免，此时容易出现缺铁性贫血，这就需要在饮食上注意加强营养以及补充铁剂。在青春期，人体的各种器官逐渐成长为成熟的器官。

在这一时期，我们看到的各个器官都在发育，我们看不到的一些细微的但却非常重要的东西也在默默地成长着，比如说激素。在青春期，各种与生长发育有关的激素在人体生长以及性器官的发育方面起着重要的作用，甚至会影响到人们的学习、记忆以及一些行为。生长激素可广泛作用于全身的组织细胞，可促进个体的生长；促甲状腺素的分泌可促进人体甲状腺素的水平升高，可加强全身的代谢过程；促性腺素主要有卵泡刺激素和黄体生成素，能有效促进性器官的发育和生殖细胞的产生；促肾上腺皮质激素可刺激产生皮质类固醇和性激素。

这些激素代谢失调可导致很多青春期疾病的发生，现在简单介绍几种常见病例。青春期发育较快时，为满足人体需求，机体需要充足的碘来合成甲状腺素，对碘的需求上升，若碘摄入量不足可导致甲状腺代偿性肥大。因此，非缺碘区的青春期儿童也可能会出现甲状腺肿大。这就需要我们平时注意补充含碘丰富的食物，如海带、紫菜等海产品。当然，当前国家推行的加碘食盐也可食用。人体性激素的变化，加上其他内分泌因素以及皮脂、毛囊内微生物的共同作用，经常可导致痤疮的出现。针对这种情况，饮食调节尤为重要。多吃富含纤维素和维生素的食物，少吃动物性脂肪、甜食和刺激性食物，这是常用的辅助治疗方法。另外，由于青春期心脏发育快于血管发育，同时激素分泌较多而引起神经系统兴奋性增高，导致心收缩力增大，易引起青春期高血压。对于这种情况，我们不建议过早使用降压药，可以通过改善生活习惯来达到使血压恢复正常的目的。

悄悄话

养成良好的饮食习惯是最重要的，这就要求我们，少吃过甜、过咸、过于油腻的食物，不吸烟，不喝酒，多吃新鲜蔬菜和水果。

有关青春期性生理的小知识

在青春期，孩子们的身体进入了最后的发育阶段。身体的各个系统都会逐渐发育成熟，生殖系统也在这个阶段最终发育成熟。青春期男生与青春期女生在发育方面有如下特点：

由于这一时期人体发育渐趋成熟，女孩子体内雌激素的水平增高。雌激素的生理功能主要是促进女性内外生殖器及乳房的发育，可促进月经初潮的来临。青春期女孩的身体会有以下变化：身体及生殖器发育较快，性器官中的卵巢增大，子宫增大，输卵管变粗，阴道长度及宽度增加等。第二性征的标志性特点出现，声调开始变高，乳房丰满隆起，腋毛、阴毛出现，骨盆宽大，皮下脂肪增多，月经开始来潮。随着卵巢逐渐发育成熟，各种性激素开始正常分泌，女性的月经逐渐规律起来。

导致男性性成熟的主要器官是睾丸，其分泌的雄激素可促进蛋白质的合成，使骨骼肌肉发育，肌肉力量增加，体格健壮。出现第二性征发育，阴毛最先出现，其次是腋毛，然后长出胡须，喉结突出。外生殖器也在雄激素的作用下迅速发育，并开始出现遗精。首次出现遗精的年龄一般为 14 ~ 16 岁，比女性月经初潮的时间晚两年左右。

青春期性发育如果不能正常进行，就会导致一些发育异常，较常见的有性早熟、性发育迟缓、乳房发育不良、遗精、月经不调和经前期综合征等。这些异常情况出现的原因与儿童营养失调有关。比如说性早熟，如果青春期儿童饮食习惯过于辛辣刺激，往往会加重性早熟的症状。性发育迟缓者多在农村和贫困落后地区，这与营养失衡有很大的关系。性发育迟缓的病因分体质性和病理性，体质性的发育迟缓除多因营养缺乏而需要补充外，无需任何治疗。乳房发育不良往往通过改善饮食而有改观。男孩发生遗精时，可以通过合理的饮食改善遗精后的症状，也可在饮食中加入一些有涩精止遗效果的中药。

悄悄话

月经不调或者经前期综合征多因心理作用造成，如果我们在日常饮食中加入有行气导滞作用的食物，可有效减轻症状，当然，前期的合理饮食也可有效降低本病的发生率。

中学生常见的心理问题

青春期儿童正处在身体发育的一个高峰期，生殖系统在这个时期有突飞猛进的发育，至发育成熟为止。我们的中学生此时容易在心理上产生波动，进而导致青春期的心理卫生问题。

大多数中学生在青春期的某个阶段会出现一些心理上的问题，如焦虑、抑郁或其他一些不良习惯等。这些问题绝大多数会经过家长、老师或同学的帮助而逐渐消失，但如果处理不当，这些心理问题会变得更加复杂、严重，甚至会影响到孩子的学习。有一些孩子甚至出现厌学情绪，开始出现逃学、退学的现象，进而可能会危害社会。

这些青春期的心理问题归纳起来主要分为以下几类：青春期综合征、青春期焦虑症、青春期抑郁症、饮食障碍以及其他一些与此相关的社会现象。

青春期综合征是青少年特有的生理失衡和由此引发的心理失衡病症。依据该病在临床表现上的特点，可将其分为脑神经功能失衡、性神经功能失衡和心理功能失衡几种类型。该病可导致中学生作息失常，上课时注意力不集中。发现该病的苗头时，在心理辅导的同时佐以饮食方面的调整，会有更好的效果。

青春期焦虑症又叫焦虑性神经症，是以焦虑情绪反应为主要症状的一组综合征，伴有明显的植物神经系统功能紊乱。本病产生的原因多因青春期性生理的发育导致人体发生变化，而少男少女对自身的变化不能及时产生正确的认识，从而导致的一种恐惧、紧张、自卑、烦恼等负面情绪。常见精神性焦虑和躯体性焦虑，多可见到心神不宁、神疲乏力等症状。合理的膳食可有效改善患者的睡眠、身体疲乏等状况。

青春期抑郁症是因外界环境（如家长、老师的忽视和压制）、学习压力或对性的困惑等原因引起的以自暴自弃、冷漠为特点的焦虑或抑郁等情绪不稳的现象，遇到挫折时这种情况会加重。防治青少年抑郁症是家长、老师们工作的重要内容，积极地关心孩子与加强营养可有效减少本病的发生率。

饮食障碍主要可分为神经性厌食症和神经性贪食症。神经性厌食症是一种由不良心理社会因素引起的饮食障碍。本病早期多为主动性节食，进而导致食欲缺乏，开始出现消瘦、内分泌代谢紊乱等。本病在中学生阶段女生发病较多，多为一些特殊原因而节食，很多患者不吃动物性食物和主食，导致人体营养失衡，食欲日趋低下，甚至看见食物会有恶心的感觉。合理的营养搭配会逐渐改善患者的身体状况，促进患者恢复。神经性贪食症的病因目前尚不清楚，但患本病的人常对肥胖有恐惧心理，所以在进食较多的情况下，经常伴有自行呕吐，希望减少进食的意愿，有些人同时患有神经性厌食症和神经性贪食症这两种病。虽然吃得多，但因为饮食情况的特殊性，往往伴有某些营养成分的缺乏，所以这类患者需要注意营养的调整。

对于青少年中常见到的一些其他情况，我们也要注意饮食营养的搭配。比如近些年来出现的网瘾少年，这些人往往身体虚弱，精神不振，合理的饮食会对这些症状有明显的改善。

青春期的男生有什么特点

男孩在青春期最突出的变化是第二性征的发育。

我们可以看到，男孩们的脸上开始长出胡须，喉结变得突出，嗓音变粗，腋下、阴部等部位长体毛等。

男孩的性功能开始启动，阴茎勃起、遗精等现象开始出现，已经具备了生育能力。因为以前没经历过这些情况，有些男孩不知道遗精是正常的生理现象，遇到遗精可能会惊惶失措。学校应该开展针对男孩的生理卫生教育，增强他们应对青春期困惑的能力。

青春期的女生有什么特点

女性各阶段的生理特点

女性从胎儿形成到衰老是一个渐进的生理过程，女性一生根据其生理特点可分为 7 个阶段，但是无截然的界限，这些变化体现了下丘脑 – 垂体 – 卵巢轴功能发育、成熟和衰退的生理过程，也可因遗传、营养、环境和气候等影响而出现个体的差异。

胎儿期：人体的诞生开始于受精卵，受精卵是由来源于父系和母系的 23 对（46 条）染色体组成的新个体，其中一对性染色体 X 与 Y 决定胎儿的性别，XX 为女性，XY 为男性。

新生儿期：出生后 4 周内称新生儿期。

儿童期：从出生 4 周到 12 岁左右称儿童期。儿童早期（8 岁之前），下丘脑 – 垂体 – 卵巢轴功能处于抑制状态。在儿童后期，下丘脑 – 垂体 – 卵巢轴功能抑制状态被解除，卵巢内的卵泡有一定的发育并分泌性激素，但仍达不到成熟阶段。女性特征开始呈现，皮下脂肪在胸、髋、肩部等部分堆积，乳房也开始发育。

青春期：从月经初潮至生殖器官逐渐发育成熟的阶段称为青春期，世界卫生组织规定青春期为 10 ～ 19 岁。青春期是儿童到成人的转变期，此期全身及生殖器官迅速发育，性功能

9

日趋成熟，第二性征明显，开始出现月经。这一时期主要的生理特点有：①体格发育：此时期身高迅速增长，体形渐达成人标准。11～12 岁的青春期少女体格生长呈直线加速，以后生长速度开始下降。②生殖器官发育（第一性征）：外生殖器从幼稚型变为成人型，此时虽初步具有生育能力，但整个生殖系统还未完善。③第二性征出现：音调变高；乳房丰满而隆起；出现阴毛及腋毛；骨盆横径大于前后径；胸、肩部皮下脂肪增多，显现女性特有的体态。一般女孩接近 10 岁时乳房开始发育，经过大约 3～5 年的时间发育为成熟型。④月经来潮：第一次月经来潮是青春期开始的重要标志。月经初潮通常发生于乳房发育两年后。月经来潮提示卵巢产生的雌激素足以使子宫内膜增殖，在雌激素达到一定水平且有明显波动时，引起子宫内膜脱落而出现月经。此时由于中枢系统对雌激素的正反馈机制尚未成熟，有时卵泡发育成熟但不能排卵，故月经周期常不规律，经 2～4 年建立规律性周期性排卵后，月经才逐渐正常。此外，青春期女孩的心理活动也会发生较大的变化，如产生性别意识，结识异性伙伴的兴趣增加，情绪和智力发生明显的变化，容易激动，想象力和判断力明显增强。

性成熟期：卵巢功能成熟（性激素周期性分泌及排卵）的时期称为性成熟期，又称生育期，一般自 18 岁左右开始，历时约 30 年。

围绝经期：指从卵巢功能开始衰退至最后一次月经的时期。可始于 40 岁，历时短至 1～2 年，长至 10 余年。

老年期：指绝经后的生命时期。女性 60 岁以后机体逐渐老化，进入老年期，此期卵巢功能已完全衰竭，整个机体也逐渐发生衰老。

正常月经的表现

1. 什么是月经

月经是指伴随卵巢周期性变化而出现的子宫内膜周期性脱落及出血。月经的出现是生殖功能成熟的标志之一。月经第一次来潮称为月经初潮。月经初潮的年龄多在 13 ~ 14 岁之间，但也可能早至 11 ~ 12 岁，迟至 15 ~ 16 岁。16 岁以后月经尚未来潮应当引起重视。月经初潮的早晚主要受遗传因素的控制，其他因素如营养、体重等亦起着重要作用。近年来，月经初潮的年龄有提前的趋势。

2. 正常月经的表现

月经周期规律：正常的月经具有周期性。出血的第一天为月经周期的开始，两次月经第一天的间隔时间称为月经周期。一般月经周期为 21 ~ 35 天，平均 28 天。月经周期只要在上述范围内，而且周期规律，均属于正常。

经期、经血量正常：每次月经持续的时间称为月经期，一般为 2 ~ 8 天，平均 3 ~ 5 天。经量为一次月经总的失血量，正常月经量为 30 ~ 50 毫升，超过 80 毫升为月经过多。一般月经来潮的第 2、3 天量最多，以后逐渐减少。

月经血色正常：月经血的特点是不凝固，呈暗红色。月经血中除血液外，还含有子宫内膜脱落的碎片、子宫颈黏液及脱落的阴道上皮细胞等。月经血中含有前列腺素和来自子宫内膜的大量纤溶酶，由于纤溶酶对纤维蛋白的溶解作用，月经血不凝固，只有在出血多的情况下才出现血凝块。

中学生的营养基础

营养素是指食物中经过消化、吸收和代谢后能够维持生命活动的物质。营养素可分为八大类：能量、蛋白质、脂类、碳水化合物、矿物类、维生素、膳食纤维和水。其中，蛋白质、脂类和碳水化合物等在人体内的含量较多，被称为宏量营养素；维生素和绝大部分矿物质因为在人体内的含量较少，被称为微量营养素。碳水化合物、脂类和蛋白质经人体吸收分解可释放出大量的能量，供人体所需，被称为三大能量营养素。任何一种营养素都是人体所必需的，在人体中都需要有一定的摄入量，过多或者过少都会对人体产生不良的影响。我们必须通过膳食来维持人体中营养素的平衡。

对处在青春期的中学生来说，营养供给量的基本要求应是满足生长需要、避免营养素缺乏。膳食营养素参考摄入量包括4项水平指标：①平均需要量：此为某一特定性别、年龄及生理状况群体中对某营养素需要量的平均值，摄入量达到该水平时可以满足群体中50％个体对该营养素的需要，而不能满足另外50％个体的可能性；②推荐摄入量：可以满足某一特定群体中绝大多数（97％～98％）人体的需要；③适宜摄入量：此为通过观察或实验室获得的健康人群某种营养素的摄入量，在不能确定推荐摄入量时使用；④可耐受最高摄入量：此为平均每日可以摄入该营养素的最高值。

能量代谢

青少年所需能量主要来自食物中的宏量营养素。与其他营养素不同，能量的推荐摄入量是人群的平均需要量。青少年总能量消耗量包括基础代谢率、食物的热力作用、活动消耗、生长所需和排泄过程的能量消耗。能量的需要与年龄和不同的状态有关。能量单位是千卡（kcal）或千焦耳（KJ），1千卡 = 4.184千焦耳，或1千焦耳 = 0.239千卡。

基础代谢率：青少年基础代谢的能量需要量与成人相仿，较小儿低。12岁的青少年每日基础代谢所需热能约为30千卡（125.52千焦耳）/（千克·天）。

食物的热力作用：食物中除了为人体提供能量外，本身在消化、吸收过程中出现能量消耗额外增加的现象，即食物代谢过程中所产生的能量，称为食物的热力作用。食物的热力作用与食物的成分有关。蛋白质的热力作用最高，蛋白质本身在吸收、消化时所需的能量相当于摄入蛋白质产能的30%。脂肪的热力作用为4%，碳水化物为6%。青少年的膳食为混合食物，其热力作用约为5%。

活动消耗：儿童活动所需的能量与身体大小、活动强度、活动持续时间、活动类型有关，故活动所需的能量波动较大，并随年龄的增加而增加。当能量摄入不足时，儿童可表现为活动减少。一般12～13岁的青少年活动时约需126千焦耳（15千卡）/千克的能量。

排泄消耗：正常情况下，未经消化吸收的食物的损失约占总能量的 10%，腹泻或消化功能紊乱时增加。

生长所需：此为儿童特有，生长所需的能量与儿童生长的速度呈正比，婴儿期生长所需最高，随年龄的增长而逐渐减少，至青春期会再次升高。

以上五部分能量的总和就是未成年人能量的需要量。一般认为，基础代谢占能量的 50%，排泄消耗占能量的 10%，生长和运动所需的能量占 32%～35%，食物的特殊动力作用占 7%～8%。

宏量营养素

碳水化合物为供能的主要来源之一。青少年膳食中，碳水化合物所产生的能量占总能量的 50%～60%。保证碳水化合物的充分摄入，提供合适比例的能量来源是重要的，如碳水化合物产能过高或过低都不利于健康。碳水化合物还可与脂肪酸或蛋白质结合成糖脂、糖蛋白或蛋白多糖，它们是构成机体的重要组成成分。碳水化合物主要以糖原的形式储存在人体的肝脏和肌肉中，不超过人体体重的 1%。当人体碳水化合物供应不足时，可引起低血糖。

脂类为脂肪和类脂的总称，是人体重要的营养素之一，是机体能量的重要来源和主要储存形式。脂类是机体的第二供能营养素。人体自身不能合成的、必须由食物提供的脂肪酸为必需脂肪酸，如亚油酸、亚麻酸。亚油酸是重要的必需脂肪酸。植物可合成亚油酸。必需脂肪酸参与线粒体、细胞膜、体内磷脂、前列腺素的合成；参与胆固醇代谢；动物实验发现精子的形成与必需脂肪酸有关。食物中必需脂肪酸缺乏，会影响人体的正常功能，可表现为皮肤角化、伤口愈合不良、生长停滞、免疫功能下降等。

随着年龄的增长，脂肪占总能量的比例下降，青春期儿童为 25% ~ 30%。

食物中的亚油酸主要来源于玉米油、葵花籽油、大豆油等植物油，以及核桃、花生等坚果类植物；亚麻酸主要存在于绿叶蔬菜、鱼类脂肪及坚果类植物的果实中。

蛋白质是构成人体细胞与组织的基本成分，也是维持人体一切生理功能的物质基础。它主要由多种基本氨基酸组成，其中 8 种体内不能合成的氨基酸称为必需氨基酸，分别为亮氨酸、异亮氨酸、赖氨酸、蛋氨酸、苯丙氨酸、苏氨酸、色氨酸、缬氨酸。这些必需氨基酸均须来自食物。蛋白质的质量取决于必需氨基酸的种类和比例，食物中蛋白质所含必需氨基酸的种类和比例越接近于人体必需氨基酸的比例，该食物的蛋白质方面的价值就越高，才能被人体充分利用。动物性蛋白质均为优质蛋白质，植物性食物中大豆的蛋白质质量较高。各种食物需要搭配食用，可使食物中的氨基酸有效互补，提高食物的生物价值。例如，小麦、米、玉米等缺乏赖氨酸，而豆类则富含赖氨酸，故食用谷类、玉米时如配以大豆，即可补充蛋白质中赖氨酸的不足。食物加工后，如豆制品的制作可使蛋白质与纤维素分开，消化率从整粒食用的 60% 提高到 90% 以上。

为满足儿童生长发育的需要，应首先保证能量供给，其次是蛋白质的供给。宏量营养素应供给平衡，比例适当，否则易发生代谢紊乱。

1. 矿物质

目前已发现人体有 20 余种必需的无机元素，占人体重量的 4% ~ 5%。根据人体含量的多少，常可分为常量元素和微量元素。矿物质不能在人体内合成，必须由食物提供。

常量元素：主要有钙、磷、镁、钠、氯、钾、硫 7 种，其中，钙、磷、镁的含量占人体矿物质总量的 98%。常量元素主要参与构成人体组织成分，如骨骼、牙齿等硬组织大部分由钙、磷、镁组成。软组织含钾较多，存在于细胞外液中，与蛋白质共同调节细胞膜的通透性，维持水、电解质平衡，调节神经肌肉的兴奋性。钙为凝血因子，能降低神经、肌肉的兴奋性，是构成骨骼、牙齿的主要成分，主要来源于乳类、豆类、绿色蔬菜。磷是骨骼、牙齿、细胞核蛋白、各种酶的主要成分，协助糖、脂肪和蛋白质代谢，参与缓冲系统，维持酸碱平衡，主要来源于乳类、肉类、豆类和五谷类。镁构成骨骼和牙齿的成分，激活糖代谢酶，与肌肉神经的兴奋性有关，为细胞内阳离子，参与细胞代谢过程，主要来源于谷类、豆类、干果、肉、乳类。

微量元素：某些元素在体内含量较少，需通过食物摄入，有一定生理功能的称为微量元素。其中有 8 种必需微量元素（碘、锌、硒、铜、钼、铬、钴、铁），其是酶、维生素必需的活性因子；构成或参与激素的作用；参与核酸代谢；与常量元素和宏量营养素共同发挥作用。其中，铁、碘、锌为容易缺乏的微量营养素。铁是血红蛋白、肌红蛋白、细胞色素和其他酶系统的主要成分，帮助氧的运输，主要来源于肝、血、豆类、肉类、绿色蔬菜、杏、桃等食物。锌为多种酶的成分，主要来源于鱼、蛋肉、禽、全谷、麦胚、豆、酵母等食物。碘为甲状腺素、T_3、T_4 的主要成分，主要来源于海带、紫菜等海产品。

2. 维生素

维生素是维持人体正常代谢和生理功能所必需的一类有机物质，其主要功能是调节人体的新陈代谢，并不产生能量。虽然需要量不多，但除维生素 D 外，多数维生素在体内不能合成或合成量不足，故必须由食物中得到供给。维生素主要分为脂溶性和水溶性两种。脂溶性维生素排泄缓慢，缺乏时症状出现较迟，过量则易致中毒。水溶性维生素易溶于水，其多余的部分可迅速从尿中排泄，不易储存，需每日供给；缺乏后迅速出现症状，过量一般不易发生中毒。对青少年来说，维生素 A、D、C、B_1 是容易缺乏的微量营养素。

维生素 A 可促进生长发育和维持上皮组织的完整性，为形成视紫质所必需的成分，与铁代谢、免疫功能有关，在动物肝脏、牛乳、奶油、鱼肝油以及胡萝卜、红薯、南瓜等有色蔬菜中含量较多。

维生素 B_1（硫胺素）是构成脱羧辅酶的主要成分。其主要作用为糖类代谢所必需，维持神经、心肌的活动功能，调节胃肠蠕动，促进生长发育。在米糠、麦麸、豆类、花生、瘦肉、蛋类、动物内脏以及肠内细菌和酵母中含量丰富。

维生素 B_2（核黄素）为辅黄酶的主要成分，参与体内氧化过程，维持皮肤、口腔和眼睛的健康。在肝、蛋黄、鱼、乳类、绿色蔬菜中含量较多。

维生素PP（烟酸、尼克酸）是辅酶I及II的组成成分，为体内氧化过程所必需，维持皮肤、黏膜和神经的健康，防治癞皮病，并具有促进消化系统的功能。在肝、肉、谷类、花生、酵母中含量较多。

维生素 B_6 为转氨酶和氨基酸脱羧酶的组成成分，参与神经、氨基酸及脂肪代谢。由各种食物中摄取，并由肠内细菌合成。

维生素 B_{12} 参与核酸的合成，促进四氢叶酸的形成，促进细胞及细胞核的成熟，对生血和神经组织的代谢有重要作用。主要存在于动物性食物中。

维生素 C 参与羟化和还原过程，对胶原蛋白、细胞间黏合质、神经递质（如去甲肾上腺素等）的合成，类固醇的羟化，氨基酸代谢，抗体及红细胞的生成等均有重要作用。在各种水果及新鲜蔬菜中含量较多。

维生素 D 调节钙磷代谢，促进肠道对钙的吸收，维持血液的钙浓度，有利于骨骼矿化。在鱼肝油、肝、蛋黄中含量较为丰富。人体皮肤经日光照射后可合成维生素 D。

维生素 K 主要存在于肝、蛋、豆类、青菜等食物中，部分维生素 K 由肠内细菌合成。

其他膳食成分

膳食纤维主要来自植物细胞壁的非淀粉多糖，不被人体肠道消化酶水解，常以原形排出，包括纤维素、半纤维素、木质

18

素、果胶、树胶、海藻多糖等。膳食纤维有吸收大肠水分、软化大便、增加大便体积、促进肠蠕动等功能。膳食纤维在大肠内被细菌分解，产生短链脂肪酸，降解胆固醇，改善肝代谢，防止肠萎缩。青少年膳食纤维的适宜摄入量为 20 ~ 35 克。

水

所有的新陈代谢和体温调节活动都必须要有水的参与才能完成，其为人体内的重要成分。水主要由饮用水和食物中获得；组织代谢和食物在体内的氧化过程也可产生一部分水（100 千卡能量约可产生 12 克的水）。

悄悄话

儿童水的需要量与能量摄入、食物种类、肾功能成熟度、年龄等因素有关。

中学生一周的营养菜谱

我们每一个中学生都需要有丰富多彩的饮食种类，这样才能保证人体营养所需。这里给大家介绍一款正常饮食的一周食谱，以供参考。

一周营养食谱

	星期一	星期二	星期三	星期四	星期五
菜式一	**青豆玉米蒸肉饼** 青豆 20 克 玉米 20 克 鸡腿肉 220 克	**樱桃烤肠** 烤肠 220 克 青豆 10 克 红薯 10 克	**藕香肉圆** 猪瘦肉 220 克 莲藕 10 克	**新奥腿排** 带骨上腿肉 230 克	**肉燕** 鸡腿肉 220 克
菜式二	**海米油菜** 海米 20 克 油菜 300 克	**五彩葱头丝** 洋葱 180 克 青椒 10 克 海带 10 克 胡萝卜 10 克	**蒜茸菊花菜** 菊花菜 260 克	**豆仁芹菜** 黄豆 10 克 芹菜 260 克	**三色海带丝** 鲜海带丝 15 克 白菜丝 180 克 胡萝卜丝 20 克
菜式三	**肉丁麻婆豆腐** 肉丁 100 克 南豆腐 260 克 青蒜 10 克	**肉碎白菜粉** 肉碎 100 克 白菜 180 克 粉条 20 克	**肉片炒合菜** 肉片 100 克 豆芽 150 克 韭菜 10 克	**肉片地三鲜** 肉片 100 克 土豆 120 克 茄子 80 克 西红柿 50 克	**香干芹菜肉丝** 肉丝 100 克 芹菜 200 克 香干 10 克
菜式四	**醋溜土豆丝** 土豆 260 克 胡萝卜 20 克	**双色瓜片** 西葫芦 220 克 木耳 10 克	**椒油萝卜条** 白萝卜 200 克 心里美 30 克	**木耳白菜** 木耳 10 克 圆白菜 260 克	**番茄薯条** 红薯 25 克 土豆 190 克
主食	**米饭** 大米 220 克	**米饭** 大米 220 克	**米饭** 大米 220 克	**米饭** 大米 220 克	**米饭** 大米 220 克
面食	**紫米花卷** 紫米面 10 克 面粉 20 克	**面粉** 椒油花卷 面粉 25 克	**玉米饼** 玉米粉 10 克 面粉 10 克	**葱花饼** 葱花 5 克 面粉 25 克	**馒头** 面粉 35 克
汤粥类	**绿豆粥** 绿豆 10 克 大米 10 克	**南瓜大米粥** 南瓜 10 克 大米 5 克	**红薯大米粥** 红薯 10 克 大米 10 克	**酸辣汤** 豆腐 10 克 木耳 5 克 黄花菜 5 克 鸡蛋 5 克	**疙瘩汤** 面粉 10 克 西红柿 5 克 白菜 5 克 鸡蛋 10 克

考试期间的饮食策略

考试期间在饮食方面需要注意的细节

　　每个孩子都会面对许多考试，其中高考和中考是比较严峻的两个考试。在此期间，孩子的学习负担和心理压力很大，常常没有什么胃口。有的孩子甚至会发生胃肠神经功能紊乱，出现腹泻、便秘、厌食等症状。那么，亲爱的家长们，我们能为孩子做些什么？如何让孩子吃得健康、吃得有营养，顺利地度过考试呢？下面是我们应该掌握的一些基本原则：

考试期间饮食不要与平时变化太大

　　考试期间孩子的压力比较大，会影响胃口，这时候孩子想吃什么，尽量顺着孩子的口味来调整饮食，不要与平时的口味差异太大，反而让孩子不适应新的饮食结构。而且这个时候孩子的消化功能较平时有所减弱，不要为了加强营养而让孩子过食油腻且不易消化的食物，或是滥用补品、保健品，考试期间的饮食应遵循清淡、营养、安全的原则。尽量少吃或不吃含糖、油炸食品，这类食物会降低孩子的食欲，不容易消化。

注意食品卫生，补充丢失体液

　　中考和高考期间正值盛夏，此时饮食要注意卫生，尽量避免食用隔夜的食物、凉拌菜等，以免引起胃肠疾病。注意不要多喝冷饮，以免降低消化系统的抵抗力。考试期间气温较高，体液丢失较快，应注意及时补充水分，但不要乱用各种饮料，补充水分以白开水为佳，还可以喝些绿豆汤、乌梅汤、淡盐水等，可以清热祛暑，又能增加体力。

三餐合理安排，满足人体能量需要

考试期间脑力劳动消耗比较大，所以一天的饮食要保证能量的供应。以一个男中学生为例，每天需要的热量为 2400 ~ 2800 千卡，女中学生为 2300 ~ 2400 千卡。碳水化合物主要的功能就是供应给我们能量，而碳水化合物主要来自于我们吃的粮食，在一天热量需要的比重中占 60% ~ 70%，约需要 500 克左右。要满足身体对各种营养素的需求，蛋白质应占到每天总热量的 14% 左右，约 85 克。500 克粮食可以提供 40 ~ 50 克蛋白质，其余的蛋白质需求可以由肉、蛋、奶类等提供。为什么要强调蛋白质的摄入量呢？因为蛋白质是我们身体内细胞和组织的主要成分，在考试期间，繁重的脑力劳动使我们身体内的新陈代谢加快，蛋白质的消耗较多，所以每天都要补充足量的蛋白质。

注意补充大脑所需的营养，以水溶性维生素和磷脂最为重要。磷脂是与记忆有关的神经递质乙酰胆碱的合成原料，在蛋黄、大豆中最为丰富。维生素中的维生素 B_1 很重要，维生素 B_1 可帮助大脑对糖的利用而产生能量，使大脑更好地工作。维生素 B_1 在人体中的储存量最小，几天摄入不足就可能对工作效率有所影响。所以，适当吃一些粗粮，如黄豆、红豆、绿豆、标准粉、小米、糙米等，这类食物富含维生素 B_1 和膳食纤维，膳食纤维可加快肠蠕动。

除此之外，蔬菜和水果也为我们提供了丰富的维生素（如维生素 C、胡萝卜素等）和各种无机盐（如钙、铁等），特别是绿叶蔬菜，每天需要 500 克左右，可保证我们身体中的代谢和生理功能的正常运行。

良好的膳食与生活习惯

吃饭要定时，这样每天我们身体内的消化腺就能规律地分泌消化酶和消化液，有利于食物的充分消化和吸收。在考试期间，时间安排往往比较紧张，平时的生活秩序容易被打乱，所以更应注意按时安排三餐。

吃饭时要注意细嚼慢咽，不要吃得过快，也不要吃完饭后马上就开始学习或者做剧烈的活动，因为这样会导致血流加快，严重影响胃肠的消化功能，甚至会导致脑部的供血不足。餐后应该休息一会儿，然后再开始学习，这样既能保证胃肠的消化能力，又有利于精力的恢复。

考前要作息规律，每天至少要保证 6 个小时以上的睡眠时间。如果晚上学习时很困很乏，精神不能集中，眼睛发涩，尽量不要依靠咖啡、茶来提神，小睡一会儿是最好、最划算的解决方法。长时间看书、复习，会造成大脑皮层和身体某一部位的疲劳，这时候需要适当的活动和休息来调整。如果学习一段时间以后，进行 10 ~ 20 分钟适度的体育锻炼，可以使大脑得到很好的放松和恢复，学习的效率会明显提高。

三餐饮食的合理比例

　　三餐除了营养供给充足外，还要注意三餐饮食的比例要合理，不可以饥一顿、饱一顿。一般来讲，早、中、晚三餐按3∶4∶3为宜。

　　早餐：要保证孩子每天按时吃早餐，不可不吃早餐，而且一定要吃好。上午一般均安排比较重要的课程，大脑需要很多的能量，而血糖是我们大脑能够直接利用的唯一能量来源。血糖由我们吃进的粮食消化并转化而成，所以早餐要能保证孩子上午的能量供应，否则孩子到了第三、第四节课的时候，血糖水平明显降低，就会产生饥饿感，并且反应迟钝，影响学习质量。早餐要以谷类、牛奶、鸡蛋为主，配合肉类、新鲜蔬菜和水果。

　　考试当天的早餐非常重要，如果只吃点面包、馒头、米粥，10点之前孩子就会感觉到饥饿，影响到大脑的工作能力和考试状态。如果早餐摄入牛奶、豆浆、鸡蛋、豆制品和一些延缓消化的粗粮豆类，就能延缓饥饿感的到来，对于3小时之内维持充沛的思维能力更有帮助。

　　早餐建议：

粥汤类	主食类	蔬菜类	咸菜类	蛋肉类
米粥	大米饭	芹菜炒花生	榨菜	煮鸡蛋
豆汁	馒头	菠菜炖豆腐	萝卜条	火腿肠
牛奶	烧饼	香菇炒油菜	凉拌黄瓜	煎蛋
蛋花汤	油条	韭菜炒鸡蛋	酱豆腐	干炸小黄鱼

建议菜品的种类丰富一些，但要注意适量。比如：主食可选择油条，但量不能太多；咸菜类食物可多选几样，但每种都要少量；蔬菜类食物可以多吃一些。

午餐：孩子的午餐要有营养，要吃饱。上午的学习负担比较重，孩子的能量消耗比较大，所以午餐要有营养，多吃一些优质蛋白质和新鲜的蔬菜。鱼、瘦猪肉、牛肉、肝、牛奶、豆类及豆制品（如豆腐、豆浆）、蛋类均能提供优质蛋白，而且这些食物含有丰富的钙、铁、维生素A、维生素B_2和维生素D。鱼虾、贝类含有丰富的DHA，能提高大脑的记忆力。午餐后还可以吃一些新鲜水果或者喝鲜榨果汁，有利于缓解疲劳，使下午考试时精力充沛。注意考试当天中午不要吃过于油腻的食品，否则血液将过多地集中在消化道，下午考试时大脑反而会相对供血不足，孩子常常觉得昏昏欲睡，影响下午的临场发挥。

午餐建议：

粥汤类	主食类	蔬菜类	蛋肉类
豆汁	米饭	素三鲜	干炸里脊
牛奶	豆包	韭菜炒鸡蛋	红烧排骨
蛋花汤	馅饼	肉炒藕片	西红柿炒大虾
鲜果汁	水饺	茄子拌蒜	爆炒腰花

晚餐：晚餐不宜吃得过饱，不要吃得过于油腻，否则会影响睡眠，也不利于第二天的学习或考试。要将蔬菜和肉类合理搭配，如胡萝卜烧牛肉、肉末芹菜、冬瓜丸子。需要注意的是，晚餐尽量不要与午餐重复，这样才能让孩子吃到更多种类的食物，保证营养的均衡。

晚餐建议：

粥汤类	主食类	蔬菜类	蛋肉类	辅助菜类
豆汁	米饭	肉末芹菜	胡萝卜烧牛肉	蒜泥
牛奶	豆包	冬瓜丸子	西红柿炒鸡蛋	大酱
紫菜汤	清淡馅饼	木耳蘸芥末	清蒸鲤鱼	萝卜条
鲜果汁	清淡水饺	生菜蘸酱	猪肉炖粉条	酱豆腐

夜宵：孩子若需要熬夜学习，可根据晚上学习时间的长短，考虑是否需要增加一段夜宵，以补充消耗，如一杯豆浆加一块点心，一杯热奶加几片面包。

夜宵建议：

饮品类	甜点类	水果类	蔬菜类
牛奶	面包片	草莓	黄瓜
鲜果汁	蛋糕	苹果	西红柿
白开水	糖果	香蕉	生菜
豆汁	奶酪	梨	苦瓜

考试期间的健康菜谱

饮品类

酸樱桃、乳酸饮料、白糖

樱桃乳酸果汁

原料：酸樱桃 15 颗，乳酸饮料 60 毫升，白糖 15 克，碎冰适量。

做法：将全部用料放入果汁机搅拌 30 秒，倒入杯子即可。

番茄、
白糖

番茄汁

原料：番茄 3 个，白糖 10 克，碎冰适量。

做法：番茄去皮，切成小块后，放入果汁机搅碎，倒入杯子中，加入白糖搅拌均匀。如果喜欢冷饮则可加入碎冰。

苹果、蜂
蜜、胡萝卜、白糖

胡萝卜苹果汁

原料：苹果 2 个，胡萝卜 2 个，蜂蜜 20 毫升，白糖 20 克。

做法：将胡萝卜、苹果洗净去皮，一起切成小块，用榨汁机搅碎。将胡萝卜苹果汁倒入杯中，加蜂蜜搅匀即可。如果喜欢甜食可加入白糖混匀饮用。

胡萝卜、
西红柿、西
芹、橙子、
柠檬汁、
蜂蜜

维他命果蔬汁

原料：胡萝卜 200 克，西红柿 200 克，西芹 50 克，橙子 50 克，柠檬汁 30 毫升，蜂蜜 30 毫升，碎冰适量。

做法：胡萝卜、西红柿、橙子洗净去皮，切成小块备用。将西芹洗净，切碎备用。将胡萝卜、西红柿、橙子、西芹放入榨汁机中榨汁，去渣取汁。 将加工出的汁液加入蜂蜜及碎冰即可饮用。

美白果汁

梨、木瓜、苹果、橙子、白糖

原料：梨 50 克，木瓜 40 克，苹果 40 克，橙子 30 克，白糖 30 克，碎冰适量。

做法：将梨、木瓜、苹果、橙子洗净去皮，切成小块，用榨汁机榨成果汁，备用。将果汁加入白糖，搅匀即可服用。天热时可加入碎冰降温。

菠萝西芹汁

菠萝、西芹、白糖

原料：菠萝 500 克，西芹 200 克，白糖、碎冰少量。

做法：将菠萝去皮，切块；西芹洗净，切碎。两者一起放入榨汁机中榨汁，倒入杯中，即可服用。可根据个人喜好加入白糖或者碎冰调味。

草莓西红柿汁

西红柿、草莓、蜂蜜、柠檬汁

原料：西红柿 2 个，草莓 200 克，蜂蜜 10 毫升，柠檬汁 10 毫升，碎冰适量。

做法：将西红柿剥去外皮，切成块。将草莓洗净去蒂，同西红柿一起放入榨汁机中，榨成鲜汁，倒入杯中备用。在备用的果汁中加入蜂蜜、柠檬汁，搅拌均匀即可。喜冷饮者可酌量加入适量碎冰调节温度。

粥　类

大枣桂莲粥

粳米、大枣、桂圆肉、莲子

原料：粳米 100 克，大枣 30 克，桂圆肉 10 克，莲子（去心）15 克，冰糖适量。

做法：将粳米、大枣、莲子、桂圆肉一同入锅，加水适量。水开后，用文火熬煮。待粥煮烂时加入适量冰糖，再煮约 10 分钟即可食用。

猪肝鸡蛋粥

猪肝、鸡蛋、粳米

原料：猪肝 50 克，鸡蛋 1 个，粳米 50 克，精盐、姜少许。

做法：猪肝洗净、切碎备用。将粳米淘好，加入猪肝，加水 800 克，煮烂时打入鸡蛋，加姜调味，加入少量精盐，搅匀后煮沸即可。

瘦肉、粳
米、皮蛋、
姜片

皮蛋瘦肉粥

原料：瘦肉 300 克，粳米 300 克，皮蛋 2 个，姜片 50 克，水、花生油、精盐各适量。

做法：将猪肉冲洗干净，切成小块，加精盐 10 克，搅拌均匀，腌 12 小时以上备用。将粳米、肉块、姜片洗净淘好后加水 1000 克，煮沸。待水沸腾时加入一个切碎的皮蛋，此时皮蛋会融化，融入粥的味道中。再次煮沸后调小火，继续蒸煮约 1 小时，将第 2 个皮蛋切碎后加入粥中，继续蒸煮半小时，粥成。

糯米、西
兰花、胡萝
卜、香菇

蔬菜素粥

原料：糯米 250 克，西兰花 50 克，胡萝卜 50 克，香菇 50 克，精盐、白糖、水各适量。

做法：将西兰花、胡萝卜、香菇洗净切好备用。将糯米洗净后，用凉水浸泡 30 分钟左右。在锅内加入糯米及适量清水，旺火煮 20 分钟后改用温火继续煮 30 分钟左右。将西兰花、胡萝卜、香菇加入粥中，再次煮沸后，继续蒸煮 15 分钟即可。可酌加白糖或精盐调味。

冬瓜粥

冬瓜、粳米、瘦猪肉

原料：冬瓜 300 克，粳米 180 克，瘦猪肉 100 克，湿淀粉、盐、香油、葱花各少许。

做法：猪肉洗净、剁碎，加盐、湿淀粉拌匀；冬瓜削皮，洗净，切片；粳米淘净后放入锅内，加适量水煮约 25 分钟，放猪肉茸、冬瓜片再煮 10 分钟，待粥液煮致浓稠后即可盛出，淋上香油，撒上葱花即可。

主食类

家常饼

面粉、食用油、精盐

原料：面粉、食用油、精盐、温开水。

做法：先将面粉加适量温开水揉透，醒 20 分钟，揪成一定大小的面团，擀成圆饼。在圆饼上均匀涂抹油和盐，搓成长条，然后卷起来，擀成圆饼。在锅里放少许油，加热后将饼放入锅内，用小火烙熟。

家常馅饼

原料：牛肉 500 克，大葱 50 克，酱油、盐、白糖、五香
粉各少许。

做法：将牛肉剁成馅，大葱切成碎末，然后加入一勺酱油、
一勺盐、半勺白糖、少许五香粉，沿着同一个方向搅打肉馅，
直到牛肉开始上劲，变得黏稠。面粉中加酵母、清水，和成外
表均匀柔软的面团。将发好的面团用力搓揉几分钟，分成小剂
子。用擀面杖擀成皮，包入馅料，捏紧。用平底锅或者电饼铛
子慢慢烘烤至两面金黄起酥即可。

蔬菜饼

原料：面粉 500 克，鸡蛋 1 个，温开水 500 毫升，韭菜、
葱（切小段）各 30 克，红萝卜（切丝）100 克，油 3 匙，盐
少许。

做法：面粉加开水、鸡蛋，用打蛋器慢慢调成面糊。在面
糊中加入蔬菜、盐搅拌均匀。放油热锅，将饼煎至两面呈金黄
色即可。

韭菜盒子

原料：面粉 300 克，韭菜 30 克，火腿 10 克，鸡蛋 2 个，花生油 40 毫升，味精、胡椒粉、香油各少许，水适量。

做法：将韭菜洗净，晾干水分，切碎，加入 10 毫升花生油、少量胡椒粉，拌匀备用。将猪肉剁成肉末，加入少许酱油、盐调味。用锅把油烧热后，把猪肉末放进锅里炒熟后，放进韭菜末里拌匀即成馅料。在面粉中加入一碗水和鸡蛋，用筷子搅拌均匀，然后揉成光滑的面团，醒 1 小时。把醒好的面团分成 4 份，揉好后擀成圆形的面皮。将韭菜猪肉馅放在面皮内，包好压实。用平底锅将油烧热，把韭菜盒子放入锅里，两面煎成金黄色后即可。

南瓜饼

原料：南瓜 500 克，面粉 400 克，面包屑 150 克，白糖 150 克，花生油 100 毫升。

做法：将南瓜去皮，去心、籽，切成片状，放在蒸笼内蒸熟。出锅后揉碎，加入白糖、面粉、面包屑混合均匀，揉成圆饼形，放入油锅内烤至两面金黄色即可。

法式松饼

原料：鸡蛋 2 个，牛奶 100 毫升，面粉 100 克，花生油、白糖、盐、发酵粉、奶油、果酱备用。

做法：将鸡蛋打碎后加入白糖、牛奶搅拌均匀备用。在面粉中加入适量发酵粉和盐混合，倒入备用的鸡蛋、牛奶混合液，再加入融化的奶油，搅拌均匀成面糊。平底锅中加入少许花生油烧热，用勺将面糊舀到锅内并摊平，煎至两面都变成金黄色即可。用餐时可在饼上涂果酱食用。

葱花肉饼

原料：面粉 300 克，猪肉馅 200 克，大葱 50 克，鸡蛋 1 个，姜少许，盐、料酒、酱油、香油、胡椒粉备用。

做法：将大葱洗净，切成葱花备用。将姜切末备用。在肉馅中加入盐、料酒、姜末、酱油、香油、胡椒粉、鸡蛋，搅拌至肉馅上劲。将面粉和成面团并揉透揉匀。将面团揉成 10 个剂子，擀成薄的圆形面饼，用勺子均匀地涂上一层肉馅，再撒上一层葱花，将另一层面饼覆盖在上面并压实，边缘重合捏紧，放入平底锅中煎熟即可。

35

麻酱烙饼

原料：面粉 200 克，芝麻酱、精盐、芝麻、酵母备用。

做法：在面粉中加入适量水及酵母，和成面团，发酵 1 小时后擀成薄片。在该薄片上抹芝麻酱，撒少许精盐，卷成卷，盘成饼的样子并压平，擀薄，表面抹少许水，撒上芝麻，用小火，少油，将饼放入锅中煎熟即可。

鸡蛋灌饼

原料：面粉 200 克，大葱 20 克，鸡蛋 1 个，花生油 50 克，精盐、五香粉各适量。

做法：在面粉中加入适量温水和成面团，揉好，揪出 4 个剂子。将面剂逐个擀成薄圆饼，在饼面上刷一层花生油，撒上适量葱花、精盐、五香粉，摊匀，由外向里卷起来，两头捏紧，立起来，用手按扁，再擀成圆饼坯。把电饼铛置火上，烧热后放上饼坯，烙至八成熟时，在饼边划一个口，用筷子插入饼内，朝两边搅动一下，使饼的上、下两层皮分离开，取鸡蛋 1 个并磕入碗内，打散搅匀，灌入饼内，把饼口捏在一起。再在电饼铛上撒点油，煎熟即可。

翡翠包子

原料：面粉 500 克，猪肉馅 300 克，菠菜汁 200 克，香菇 300 克，花生油、鸡精、味精、胡椒粉、蚝油、酱油备用。

做法：将面粉放入盆中，加菠菜汁揉成面团，切剂子，用擀面杖擀成薄厚均匀的面皮备用。香菇去根，洗净切碎，放入猪肉馅、鸡精、味精、胡椒粉、蚝油搅拌成馅。取一张包子皮放入适量馅，包好，上蒸锅蒸熟即可。

三鲜包子

原料：面粉 400 克，猪肉 200 克，鸡蛋 2 个，茼蒿 200 克，大葱 20 克，精盐、酱油、花椒粉、酵母各适量。

做法：在面粉中加入酵母，做成发面团，然后做成包子皮备用。将猪肉切碎，茼蒿洗净、焯水、切碎，大葱洗净后切碎，将三者混合后加入鸡蛋搅拌均匀，当作馅备用。用包子皮把馅包进去，捏好，上屉蒸熟即可。

萝卜猪肉饺子

原料：猪肉 500 克，萝卜 500 克，面粉 400 克，大葱 25 克，生姜 10 克，精盐、花椒粉、酱油少许备用。

做法：在面粉中加入温水和面，做饺子皮备用。把猪肉剁成馅，把姜、葱洗净，切末待用。把肉馅放入盆中，加入少许酱油、盐、花椒粉搅拌均匀，再加入姜、葱末一起搅拌。将萝卜切成丝，用开水烫一下，把水挤干，然后剁碎，放入拌好的肉馅中，顺着一个方向搅拌均匀成饺子馅。将饺子馅放入饺子皮中包成饺子，即可下锅煮。

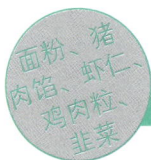

三鲜水饺

原料：面粉500克，猪肉馅300克，虾仁100克，鸡肉粒100克，韭菜100克，精盐、酱油、花椒粉、花生油少许。

做法：炒锅放旺火上，加入花生油并烧热，投入鸡肉粒、虾仁翻炒，约10秒钟后立即倒出，沥干油，放入猪肉馅内拌和。韭菜洗净切碎，与酱油、花椒粉一起拌入肉馅内，即成三鲜馅。在面粉中加入水和成面，做成饺子皮，将三鲜馅包成饺子，下锅煮熟即可。

素菜类

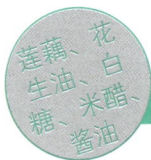

糖醋炒藕丝

原料：莲藕500克，花生油20克，白糖10克，米醋15

克，酱油 5 克。

做法：将莲藕洗净、去皮，切成细丝。将油烧热后放入藕丝煸炒，然后加入白糖、米醋、酱油，炒熟即可。

糖醋拌芹菜

芹菜、香油、醋

原料：鲜嫩芹菜 500 克，香油 3 克，醋 8 克，精盐、生抽少许。

做法：将芹菜叶摘净、去根、洗净，切成 2～3 厘米长的小段，入开水锅里焯一下，撒少许精盐拌匀，浇上生抽、醋、香油拌匀，即可食用。

麻辣白菜

大白菜、干辣椒、花椒

原料：大白菜 750 克，干辣椒 10 克，花生油 100 克，精盐、味精各 5 克，料酒 25 克，酱油 30 克，花椒 25 粒。

做法：将大白菜洗净并切成块，干辣椒切成节待用。将油加入锅内烧热后，放入花椒和干辣椒，炒变色时，再加入白菜和精盐翻炒，之后加入料酒、酱油、味精一同翻炒，炒熟即成。

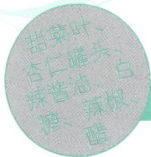

拌甜菜丝

甜菜叶、杏仁罐头、辣酱油、白糖、辣椒、醋

原料： 甜菜叶 300 克，杏仁罐头 50 克，辣酱油 15 克，白糖 25 克，辣椒 25 克，醋 15 克，香油、盐少许。

做法： 先将甜菜叶洗干净，切成丝，放入清水中烫熟。辣椒洗净切丝，用开水焯一下。把甜菜丝、杏仁、辣椒丝放入较大的容器内，加上白糖、盐、醋、辣酱油、香油拌匀即可。

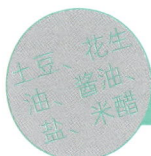

炒土豆丝

土豆、花生油、酱油、盐、米醋

原料： 土豆 250 克，花生油 25 克，酱油 15 克，盐 5 克，米醋 5 克，葱和花椒各少许。

做法： 将土豆去皮、洗净，切成丝，放入清水中浸泡。将炒锅置火上，放入油和花椒烧热，再加入葱炒至有香味时，放入土豆丝，翻炒均匀。土豆丝快熟时放入酱油、米醋、盐，炒熟即可。

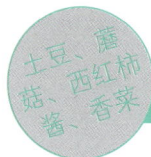

蘑菇焖土豆

土豆、蘑菇、西红柿酱、香菜

原料： 土豆 500 克，蘑菇 300 克，西红柿酱 20 克，香菜末 10 克，精盐、胡椒面少许。

做法：土豆削皮后洗净，用刀切成片。将西红柿酱加入锅中，上火烧热，然后加入生土豆片和少量水，加盐和胡椒面调好口味。待焖至八成熟时，放入切成片的蘑菇一起焖熟即可。盛入盘时，上面撒些香菜末。

糯米藕

鲜藕、糯米、白糖

原料：鲜藕中段 4 块，糯米 400 克，白糖 40 克。

做法：取鲜藕中段洗净，藕的两端各切下一厚片，藕心中灌入淘洗并晾干的糯米，灌满后，合上两端藕节，用竹签插入并固定住，放入加有水的锅中，大火煮沸，呈紫黑色即熟，趁热在原水锅中将藕皮刮去，取出后切成薄片，撒上适量白糖即成。

拌西瓜皮

西瓜皮、香油、味精、精盐

原料：西瓜皮 500 克，香油 10 克，味精 2 克，精盐 5 克。

做法：将西瓜皮削去外层薄皮，用冷开水洗净，切成小条，放入小盆内，加入精盐拌匀待用。20 分钟后，去掉盐水，加入味精、香油拌匀即成。

绿豆、老南瓜

绿豆南瓜汤

原料：绿豆 50 克，老南瓜 500 克，精盐少许。

做法：将绿豆洗净，加水约 500 毫升煮沸，待绿豆煮致半熟时加入南瓜片，煮至豆烂瓜熟，加盐即可，冷食为宜。

嫩茄子、大蒜、葱花

干烧茄子

原料：嫩茄子 600 克，大蒜 30 克，葱花 10 克，盐、生抽、绍酒、糖、生粉、清水各适量。

做法：茄子洗净，切成长条，用稀盐水浸透备用。炒锅内放入植物油，待油烧热后，将茄子走油，盛出，备用。倾出多余的油，将蒜茸、葱花爆香，放入调料调味后，再将茄子放入锅内，调匀后即可食用。

萝卜、葱白、精盐、白糖、醋

糖醋萝卜丝

原料：萝卜 500 克，葱白、精盐、白糖、醋、香油、味精各适量。

做法：将萝卜削去根须并洗净，切成细丝，用少许盐腌制；葱白切成细丝待用。将腌制过的萝卜丝用凉开水冲洗一遍，控掉水分，同葱白一起倒入调味盆里，将白糖、醋、盐、香油、味精调入，装盘上桌即可。

疙瘩汤

面粉、鸡蛋、虾仁、菠菜、香油

原料： 面粉 50 克，鸡蛋 1 个，虾仁 10 克，菠菜 20 克，香油 2 克，精盐 2 克，味精少许。

做法： 将鸡蛋磕破，取鸡蛋清与面粉和成稍硬的面团，面中放入少量的盐，使面更劲道，将面擀成薄片，切成黄豆粒大小的丁，撒入少许面粉，搓成小球。将虾仁切成小丁；菠菜洗净，用开水烫一下，切成细末。锅内放入适量的水，放入虾仁丁，加入精盐，水开后放入面疙瘩，煮熟，淋入鸡蛋黄，加入菠菜末，淋入香油即可。

鱼香茄子

茄子、豆瓣酱

原料： 茄子 250 克，豆瓣酱 50 克，精盐、白糖、酱油、醋、水淀粉各适量。

做法： 茄子去皮切块，用油炸软后捞出。锅下底油并炒香豆瓣酱，然后加入葱、姜、蒜末，放入适量白糖、酱油、醋、清汤调味，再放入炸好的茄子翻炒，收干汁后，勾上水淀粉即可。

干烧冬笋

原料：冬笋 300 克，雪里红 300 克，大葱 10 克，姜片 10 克，料酒 30 毫升，白糖 20 克，盐、味精、清汤、花生油少许备用。

做法：将腌雪里红叶用清水浸泡后，切成段。将花生油倒入锅内，在旺火上烧至八成热时，把雪里红叶炸酥，捞出装盘备用。将冬笋去掉皮和老根，洗干净后，切成 3 厘米长的块。将炒锅放旺火上并倒入开水，放入冬笋块，煮透后捞出来。在适量汤中加入料酒、酱油、盐、白糖、味精，放在文火上煨 10 分钟左右，捞出来控净水。炒锅放旺火上，倒入适量的油，下入冬笋，用料酒一烹，盛出，放在雪里红叶上即可。

炒西红柿

原料：西红柿 600 克，大葱 20 克，大蒜 20 克，白糖 30 克，酱油、大料、精盐少许备用。

做法：将西红柿去蒂洗净，在开水中烫后去皮，切成块备用。把炒锅置旺火上，烧热油，放入大料、葱花、蒜瓣稍炸，再放入西红柿翻炒，最后加入酱油、白糖、精盐炒匀即成。

炝油菜

原料：鲜油菜两斤，精盐、椒油、姜、葱各适量。

做法：将油菜洗净，直刀切成八分长，放在开水中焯熟，捞出控干，拌上精盐后盛盘，撒上葱丝、姜末，把椒油加热炝入即可。

荤素搭配

炒莴笋

原料：生猪肉 100 克，莴笋 300 克，黄酒 1 小匙，精盐 1 小匙，白糖 1 小匙，淀粉 1 中匙，花生油 1 大匙，味精少许。

做法：将猪肉切成片，用适量黄酒、白糖、淀粉、精盐、味精拌匀，放置 1 小时。莴笋洗净、削皮，切成片待用。花生油炒热后，加入调制好的猪肉，炒至有香味后，加入切好的莴笋片，翻炒至熟即可。

麻婆豆腐

原料：豆腐 300 克，牛肉末、猪肉末、青蒜苗段各 100 克，豆豉、豆瓣酱、辣椒粉、花椒粉、盐、酱油、花生油各适量备用。

做法：将豆腐切成小方块，置开水锅中，加盐稍煮沸一下，使之更有韧劲后沥干水份。在锅中放入适量花生油，放入豆瓣酱，炒至发红并散发出香气，放入牛肉末、猪肉末炒至酥香，加调料和肉汤烧开后下豆腐、蒜苗，撒上花椒粉，煮开 3 分钟即成。

家常豆腐

原料：北豆腐 4 块，肥瘦猪肉 150 克，豆瓣酱 50 克，酱油 50 克，料酒 25 克，味精 5 克，水淀粉 25 克。

做法：将豆腐切成块，置开水锅中，加盐稍煮沸一下，使之更有韧劲后沥干水份。锅内放入适量植物油，油烧热后放入豆腐，待豆腐煎成两面焦黄色时取出，再加入豆瓣酱，炒香发红，下入肉片炒熟，加入适量酱油、水、料酒和豆腐，小火入味，再加味精，用水淀粉勾芡即可。

西红柿焖牛肉

西红柿、熟牛肉、猪油

原料： 西红柿 250 克，熟牛肉 200 克，猪油 20 克，大料少许，葱末、姜末各 5 克，酱油 15 克，白糖 25 克，料酒 10 克，水淀粉 15 克，高汤 100 克。

做法： 先将熟牛肉切成长小块，西红柿洗净、去蒂，切成块。炒锅内放底油，将大料炸至枣红色，放入葱、姜炝锅，加高汤、盐，放入牛肉，焖 4 分钟左右，再放入西红柿、白糖，再焖一会儿，用水淀粉勾芡，炒匀后出锅。

蘑菇鲫鱼

鲜鲫鱼、鲜蘑菇、笋片

原料： 鲜鲫鱼 300 克，鲜蘑菇 100 克，笋片 5 克，葱、姜各 10 克，清汤 200 克，花生油 10 克，大蒜片 5 克，油菜心 10 克，盐适量。

做法： 先将鲫鱼去鳞、腮、内脏，洗净血污，入开水锅中烫一下。鲜蘑菇洗去杂质，用手撕成大片，葱、姜切末，油菜洗净。炒锅内加入少量花生油，烧至五成热时加葱、姜末烹出香味，加入清汤、鲫鱼和蘑菇一起同炖，加精盐、笋片，炖至鱼肉熟时，加油菜心、大蒜片，盛入汤盆中即成。

麻辣毛豆

原料：毛豆 500 克，猪瘦肉 100 克，花生油 50 克，白糖半匙，酱油 1 匙，郫县豆瓣酱 2 匙，味精、花椒粉、黄酒各适量。

做法：毛豆洗净后，剥去豆荚后待用；猪瘦肉洗净，切成 0.3 厘米 ×0.3 厘米的方丁。将炒锅烧热后，放入植物油 20 克，油热后投入肉丁煸炒，烹入黄酒和酱油，熟后盛出。将炒锅洗净，烧热后倒入植物油 30 克，待油热后，放入郫县豆瓣酱，烧至发红并放出香味，再放入毛豆炒匀，加白糖、黄酒炒至毛豆熟透，倒入肉丁，加味精、花椒粉再翻炒几下，即可出锅。

咖喱鸡块

原料：鸡肉 350 克，土豆 150 克，大葱 50 克，咖喱粉 20 克，大蒜 2 瓣，面粉 10 克，绍兴黄酒、盐各适量。

做法：将鸡肉收拾干净，适当切块，放入水锅中稍煮，捞出后洗净浮沫待用；土豆削皮后切成适当大小的块；大葱切小段；蒜剁泥。在锅中放入适量植物油，待油烧至五成热时，放入土豆，炸至黄亮时捞出，沥干油待用；鸡块用油炸至表面略干时捞出，沥油待用。炒锅放入少量油，放入咖喱粉、面粉、蒜泥，用小火炒出香味，加入大葱煸香，加入小半杯水将面和开，再加入一碗水，放入鸡块，烹入绍兴黄酒，用中火加热5分钟，再加入土豆，调好咸淡，煮至鸡肉熟烂汁浓时，淋香油出锅即可。

山楂肉干

（山楂、瘦猪肉）

原料：山楂50克，瘦猪肉300克，姜、葱、花椒、料酒、白糖、味精、香油各适量。

做法：将猪肉洗净，山楂去杂质，姜切片，葱切段。将一半山楂放入锅内，加入适量水，待水烧沸后放入猪肉，煮熬至六成熟时捞出，晾凉后切成稍厚一些的肉片，放入姜、葱、料酒、花椒等调料拌匀，腌制1小时，去水分。在炒锅内放入适量植物油，油烧至七成热时，放入猪肉条，炒至微黄时用漏勺捞起。将油倒出，投入另一半山楂，略炸后，再将肉干倒入锅中，反复翻炒至熟，装盘时淋上香油，撒上味精、白糖，拌匀即可。

砂锅鱼头

（鲢鱼头、豆腐、猪肉片、笋、郫县豆瓣酱）

原料：鲢鱼头1个，豆腐3块，猪肉片75克，笋1/4支，郫县豆瓣酱1茶匙，红辣椒2个，胡椒粉少许，水5杯，葱2根，酱油适量，糖1茶匙，味精1/2茶匙，料酒1茶匙。

做法：将鳙鱼头处理干净，划两刀，豆腐切块，笋切片，葱切段。热锅中加入适量植物油，待至高温时倒入鱼头，炸至金黄色后捞起，沥出多余的油。锅中留少量植物油，放入肉片、笋片、辣椒、郫县豆瓣酱、豆腐小炒，倒入适量水，放入鱼头，再放入调料，大火煮沸后，倒入砂锅中，以弱火慢炖20分钟即可。

猪大肠、
青红椒、
水发木耳

炒猪大肠

原料：猪大肠 500 克，青、红椒共 150 克，水发木耳 50 克，葱 1 棵，姜 1 块，蒜 3 瓣，料酒、生抽各半汤匙，精盐 3 茶匙，味精、香油各 1 茶匙，淀粉 3 茶匙，花生油 1 汤匙。

做法：先将猪大肠洗净，煮至八成熟，改刀切成三角片，加入料酒、姜腌渍。木耳、青椒和红椒切成三角片，姜切片，葱切段，蒜拍成茸待用。锅内加入适量植物油，待油热后加入葱、蒜炝锅，加青红椒、木耳、精盐、味精炒熟出锅。锅内加入底油，下入猪大肠爆炒，加入精盐、生抽、料酒后翻炒，再放入炒好的青红椒、木耳翻炒，放入香油勾芡出锅。

鸡腿、鸡蛋、花生油、料酒　炸鸡腿

原料：鸡腿 2 个，鸡蛋 2 个，花生油 500 克，料酒 30 克，盐 5 克，湿淀粉少许，味精 5 克，葱、姜各 15 克，椒盐 10 克。

做法：将生鸡腿用刀划开几下，用刀尖将筋切断，浸入含有料酒、味精、盐、葱、姜的汁液中，入味 1 ～ 2 小时。将浸好的鸡腿抖掉葱、姜，蘸上用蛋清、湿淀粉搅成的浓糊，下入盛有热油的炒锅中，用旺火约炸 15 分钟，呈金黄色时捞出，蘸椒盐食用即可。

黄鳝、生粉、胡椒粉　炸黄鳝

原料：黄鳝 650 克，生粉 1 汤匙，胡椒粉、麻油、盐少许，姜汁、酒、蒜茸各 1 匙，蛋清 1 汤匙。

做法：将黄鳝洗净去骨，在开水中汆水后盛出洗净，切成 8 厘米的长条。黄鳝加以上调料腌 20 分钟后蘸上生粉，用油将鳝鱼炸至金黄色即可食用。

酱鸭

原料：鸭1只，酱油2茶匙，玉米淀粉5茶匙（放入清水调和），嫩姜片20克，老姜片50克，八角2粒，桂皮2厘米，糖1茶匙，白酒2茶匙，盐1茶匙。

做法：在处理干净的鸭表皮涂上酱油，并让其干却，放入调料浸泡1小时，中途翻转几次，使之充分入味。将鸭肉及卤汁置入盘中，用耐高温的塑料膜包裹，以中功率焖30分钟。烹煮一半时间后，将鸭翻转，继续焖煮至结束。

油焖大虾

原料：大虾750克，葱、姜各25克，白糖75克，盐2克，料酒15克，青蒜段适量。

做法：先将虾须、虾头剪去，去掉沙肠、沙包。炒锅内放入适量植物油，待油烧热后将葱、姜炒香，放入大虾翻炒，可用铲子按压虾体以便虾油易于炒出，使虾色更红，烹入料酒，加入适量清汤、白糖、味精、盐，用小盘扣在虾上，小火烤5分钟后将盘起出，把虾翻过来再烤5分钟，汁变浓时再翻两下，盛入盘中，将青蒜段撒在虾上即可。

回锅肉

原料：五花肉 300 克，青辣椒 100 克，郫县豆瓣酱 20 克，白糖、味精、生抽各适量，姜 3 片，葱白 5 克。

做法：将五花肉洗净后放在清水中煨煮，煮至筷尖能戳穿肉皮（不能煮烂）时捞起待凉。将青辣椒切丝备用。将煮熟的肉切成薄片并放入锅中，煸出猪油，将肉拨至锅的一边，放入郫县豆瓣酱、姜、葱白爆香后加入白糖，将青辣椒放入同炒片刻，最后加入生抽装盘即可。

煎猪排

原料：猪通脊肉 300 克，面包渣 100 克，面粉 50 克，精盐 2 克，胡椒粉少许，鸡蛋液适量。

做法：将猪通脊肉去筋，横切成厚片，用刀拍松、拍薄，撒上盐、味精和胡椒粉，再拍上面粉，蘸上鸡蛋液，裹上面包渣。锅内放入适量植物油，油烧至五六成热时，下猪排炸至两面呈金黄色，捞出装盘即可。

营养不良的饮食对策

什么是营养不良？广义的营养不良包括营养缺乏和营养过剩两方面，本章只对前者进行论述，后者的一些知识在"肥胖"章节中有描述。营养不良常继发于一些疾病，如慢性腹泻、吸收不良性疾病、长期感染性疾病等。营养不良的非医学原因有减肥、挑食、贫穷、食物短缺、缺乏营养知识、家长忽视科学的膳食方法等。营养不良的病人通常可以通过治疗原发病、提供合适的膳食、对家长进行教育和督导而得以改善。

我国对全国学生的抽样调查表明，膳食中热量供应已经基本达到标准，但是蛋白质供给量偏低，优质蛋白的比例较少，钙、锌、维生素A等微量营养素的供给明显不足。如学生的矿物质铁吸收较少，钙摄入不足，仅为标准的40.6%，这与学生膳食中奶制品、豆类摄入量不足有关。由于我国膳食中铁的吸收利用率较低，0～20岁人群贫血的患病率为6%～29%。值得一提的是，城市学生的早餐热量摄入不足和部分学生"三高"食品（高糖、高蛋白、高脂肪）摄入量高的问题较突出。所以，学生存在的主要营养问题是：营养不良患病率高、贫血患病率高、肠道寄生虫病患病率高、低血糖性休克发生率高。

营养不良的特点：营养不良是由不适当或不足饮食所造成的。通常指的是由于摄入不足、吸收不良或过度损耗营养素所造成的营养不足。如果不能长期摄取由适当数量、种类或质量的营养素所构成的健康饮食，个体将表现出营养不良的症状。

营养不良常有两种典型症状：①由于热能物质严重不足引起，患病学生矮小、消瘦，皮下脂肪消失，皮肤弹性差，头发干燥、易脱落，体弱乏力。②由于蛋白质严重缺乏引起，患病学生全身水肿，眼睑和身体低垂部水肿明显，皮肤干燥萎缩，角化脱屑，头发脆弱易断或易脱落，指甲脆弱有横沟，厌食，常有腹泻。也有两种情况兼而有之。长期的营养不良甚至可能危及生命。

全国学生体质健康调查发现，7～18 岁的学生中，男生和女生的的营养不良率分别为 26.9％和 38.3％。中国 11～14 岁的青少年平均身高比日本同龄人要矮 2～3 厘米，主要原因是我国的青少年膳食不平衡，导致身体缺乏维生素和钙、铁、锌等微量元素而造成营养不良。比较常见的营养缺乏病主要有：蛋白质热能营养不良、缺铁性贫血、单纯性甲状腺肿、干眼病、钙缺乏症、锌缺乏症、佝偻病、脚气病、维生素 B 缺乏症等。这些疾病均可能在中学生阶段发生。患病的时候，我们要积极治疗；未患病时，我们要主动预防。

因缺乏充足的食物以维护健康的身体功能造成的营养不良多发生在经济落后的偏远农村、山区。由于减肥、挑食等不适当的节食或缺乏平衡的饮食而造成的营养不良在城市中较为多见。

我们的饮食中必须包含足够的热能、蛋白质、维生素和微量元素。那些因为不良饮食习惯造成的营养不良的学生，需要家长及教师对其进行宣传教育、监督饮食，本文会给出一些可长期使用的饮食处方，希望能对你的孩子有所帮助。对于一些经济落后地区的学生，需要在当地的具体情况下尽量合理地计划饮食。我们也要在力所能及的情况下伸出援助之手，帮助他们渡过难关。

营养不良的治疗原则：先查明营养不良的病因，再对症治疗。①对于跟感染性疾病有关的营养不良，需要做抗感染治疗；心、肝、肾等有原发疾病者，需积极治疗原发病。②纠正水及电解质平衡失调。③营养支持：如果肠道吸收功能不良，可以根据需要采用中心静脉营养或外周静脉营养。④并发症治疗：包括低血糖、低体温、贫血等的治疗。

维生素 A 缺乏如何应对

什么是维生素 A 缺乏病

首先，让我们先了解一下维生素 A。维生素 A 的化学名为视黄醇，它是最早被发现的维生素。维生素 A 有两种：一种是维生素 A 醇，它是最初的维生素 A 形态（只存在于动物性食物中，维生素 A_1 存在于哺乳动物及咸水鱼的肝脏中，而维生素 A_2 存在于淡水鱼的肝脏中）；另一种是胡萝卜素，其在体内转变为维生素 A 的预成物质，可从植物性及动物性食物中摄取。维生素 A 是构成视觉细胞中感受弱光的视紫红质的组成成分。

维生素 A 缺乏症是因体内缺乏维生素 A 而引起的以眼睛和皮肤病变为主的疾病。最明显的症状是夜晚视力较常人差，视物不清，定向困难，故又称夜盲症。同时，患者可有眼结膜及角膜干燥的症状，长时间患病后可发展为角膜软化且皮肤干燥，所以又叫做干眼病或角膜软化症。由于中学生课业繁忙，很多学生对饮食不太注意，维生素 A 摄入量不足，发生该病的几率还是较高的，但是因病情不是很重，所以很容易被忽视。

维生素 A 缺乏症的特点

造成维生素 A 缺乏的原因很多，摄入量不足是其中的一个重要原因。多种日常食物中含有丰富的维生素 A，如肝类、奶类、蔬菜类食物。饮食时注意摄入食物的多样性，养成不少食、不挑食的良好习惯。另外，维生素 A 的吸收减少或消耗增加也可导致本病的发生。例如：消化系统的慢性疾病（如长期腹泻、肠结核、胰腺疾病等）可影响维生素 A 的吸收；慢性呼吸道感染性疾病、麻疹、迁延性肺炎等可造成维生素 A 消耗增加而出现症状；长期摄入新霉素等药物也能影响维生素 A 的吸收；泌尿系统疾病可增加维生素 A 的排泄。

以上所述的维生素 A 缺乏的病因均是在初中生的病例中出现过的，各位家长可以注意一下。治疗本病的原则就是先去除病因，后补充维生素 A。当然，我们希望大家通过健康美味的饮食达到治疗的目的。

维生素 A 缺乏症的治疗

①一般治疗：改善饮食，加用牛乳、卵黄、肝类以及富含胡萝卜素的食物；积极治疗原发病，如肠道感染，肝、胆病和其他全身性疾病，使体内代谢恢复正常，以便更好地吸收和利用胡萝卜素和维生素 A。②维生素 A 治疗：服鱼肝油或其他浓缩维生素 A 制剂。③眼睛局部的治疗。

注意增加富含维生素 A 食物的摄入，尤其是要增加动物性食物的比例。每 100 克羊肝、牛肝含维生素 A 约 5 万单位；奶类、黄油、奶酪和蛋类含维生素 A 中等量；牛肉、羊肉、猪肉中的维生素 A 含量较低；植物性食物中富含类胡萝卜素，如南瓜、胡萝卜、深绿色叶菜、马铃薯、芒果、杏、西红柿等；棕榈油中的维生素 A 含量很高，但目前在我国食用很少。因为肝脏中铁的含量也较高，所以维生素 A 和铁还可以相互促进吸收和利用。

维生素 A 缺乏食疗方

鸡肝、青葙子

青葙鸡肝

原料：鸡肝 2 个，青葙子 20 克。

做法：将鸡肝洗净，放入锅内煮熟后切片；将青葙子炒熟研末，将鸡肝蘸药末食之。

小解：青葙子，味苦，性微寒，归肝经，其性清降，功专清泻肝经实火，明目退翳。《药性论》记载："治肝脏热毒冲眼，赤障青盲翳肿。"鸡肝富含维生素 A。所以，青葙鸡肝具有清肝明目、补充维生素 A 之功效。

羊肝粥

原料：羊肝 200 克，大米 250 克，盐适量。

做法：将羊肝洗净后切丝，和大米同放锅内煮粥，加入适量的盐调味。

小解：羊肝，性凉，味甘苦，具有养肝明目、补血、清虚热之功效。羊肝中富含维生素 A，可防治夜盲症和视力减退，适宜患有夜盲症（雀目）、眼干燥症、青盲翳障、小儿疳眼、目暗昏花或热病后弱视之人食用。羊肝中还富含铁，铁质是产生血红蛋白的重要元素，一旦缺乏便会感到疲倦，面色青白，适宜血虚患者食用。根据古人的经验，羊肝忌同猪肉、梅子、小豆、生椒一并食用；由于羊肝含胆固醇较高，故高脂血症患者忌食。在烹调中应注意：肝脏是体内最大的毒物中转站和解毒器官，所以买回来的鲜羊肝不要急于烹调，应先把羊肝放在水龙头下冲洗 10 分钟，然后再放在水中浸泡 30 分钟后再烹调。羊肝不宜冷冻太久，烹饪前可用温水浸泡 10 分钟。

悄悄话

羊肝粥有补肝明目的作用，适合夜盲症者食用，健康人食用也能健体明目。

枸杞羊肝羹

原料：枸杞子 12 克，羊肝 100 克，绍兴黄酒 5 克，葱、姜、盐 3 克，植物油 20 克。

做法：把羊肝洗净，用绍兴黄酒浸泡 20 分钟后取出，剁成羊肝泥；枸杞子洗净，去杂质后待用。锅烧热后放入植物油，烧至六成热时放入葱、姜爆香，加水 250 毫升，放入枸杞子，用文火煮 5 分钟后加入羊肝泥、盐拌匀，再煮 5 分钟即成。每日 1 次，每次吃 50 克羊肝。

小解：枸杞子，味甘，性平，归肝、肾经，有补肝肾、明目之功效。《药性论》曰："枸杞子能补益诸精不足，易颜色，变白，明目，安神。"枸杞羊肝羹具有养肝明目、益精补血之功效，用于治疗目昏、耳鸣、肝肾亏虚者效佳。

牛肝炖胡萝卜

原料：牛肝 100 克，胡萝卜 200 克，葱、姜、花椒、植物油、食盐、香菜各适量。

做法：将胡萝卜洗净后切成薄片；牛肝洗净切片。锅内加油烧热后，加入胡萝卜煸炒适度，然后倒入砂锅内。牛肝用热水焯过后捞出，放入砂锅内，加入葱、姜、花椒、植物油和适量水；用文火将肝炖熟后加入盐、香菜末调味即可。

小解：牛肝，性平，味甘，牛肝中的铁质丰富，是用来补血的常用食物。牛肝中的维生素 A 含量远远超过奶、蛋、肉、鱼等食品，能保护眼睛，维持正常视力，防治眼睛干涩、疲劳。牛肝中还含有一般肉类食品中不含的维生素 C 和微量元素硒，能增强人体的免疫能力，抗氧化，防衰老，适用于血虚萎黄、虚劳羸瘦、视力减退、夜盲之人食用。凡因肝血不足引起的视物昏花等症，均可食用。胡萝卜，性微温，味甘辛，能下气补中、健胃消食、养肝明目。胡萝卜中含有大量的胡萝卜素，胡萝卜素被人体吸收后能转变成维生素 A，可维护眼睛和皮肤的健康。胡萝卜中还含有大量的果胶物质，它可与汞结合，从而使人体内有害的汞得以排除。需要注意的是，胡萝卜素是脂溶性维生素，所以胡萝卜搭配油脂或肉类一起烹调炖熟，能使胡萝卜素更好地被人体吸收。

悄悄话

牛肝炖胡萝卜可治疗肝血亏虚之面色无华、唇舌淡白、两目干涩、夜盲等症。

维生素 B₁ 缺乏怎么办

什么是维生素 B₁ 缺乏症

首先，让我们先了解一下维生素 B_1。维生素 B_1 又称硫胺素或抗神经炎素，由嘧啶环和噻唑环结合而成的一种 B 族维生素。维生素 B_1 是最早被人们提纯的维生素，1910 年波兰化学家从米糠中将其提取和提纯。它是白色粉末，易溶于水，遇碱易分解。维生素 B_1 主要存在于种子的外皮和胚芽中，如米糠和麸皮中含量丰富，在酵母菌中含量极为丰富，瘦肉、白菜和芹菜中含量也较丰富。目前所用的维生素 B_1 都是化学合成的产品。在体内，维生素 B_1 以辅酶形式参与糖的分解代谢，有保护神经系统的作用，还能促进肠胃蠕动，增加食欲。

维生素 B_1 缺乏时，可引起多种神经系统疾病。正常人群中，也可出现轻度的维生素 B_1 缺乏，但很容易被忽视。

脚气病：此为维生素 B_1 缺乏所引起的多发性神经炎，患者的周围神经末梢有发炎和退化的现象，并伴有四肢麻木、肌肉萎缩、心力衰竭、下肢水肿等症状。脚气病是维生素 B_1 缺乏而造成的一种全身性疾病。其症状主要因为消化、神经和心血管系统的功能紊乱而出现。脚气病分为干性脚气病、湿性脚气病和婴儿脚气病 3 种。

"脚气病"不同于平时人们常说的"脚气"。常说的"脚气"是一种由真菌感染引起的脚癣，而"脚气病"则是由于缺乏维生素 B_1 而导致的疾病，主要累及神经系统、心血管系统、消化系统，常发生在以精米为主食的地区。

神经衰弱：头痛、头晕、失眠、入睡困难、记忆力减退、情绪易激动等，这些神经衰弱的症状都可能与缺乏维生素 B_1 有关。维生素 B_1 又称为神经性维生素，它对神经系统有良好的影响，参与身体内的能量代谢，维持正常的生命活动，缺乏时首先危害我们的神经系统。所以，考试期间可适当增加维生素 B_1 的摄入，这样有利于情绪的稳定。

神经炎：我们常听说的三叉神经痛、坐骨神经痛、带状疱疹等，均属于神经炎。神经炎的一般症状是疼痛，受感染的神经出现痛痒和丧失知觉，感染部分发生红肿及严重的痉挛。维生素 B_1 缺乏常导致神经炎的发生。

维生素 B_1 缺乏症有什么特点

维生素 B_1 缺乏主要累及消化系统、神经系统和心血管系统。临床上也以这 3 个系统的症状为主。其症状表现为食欲不振、大便秘结、多发性神经炎，严重时可出现心力衰竭，有的患者会有水肿及浆液渗出。

维生素 B_1 主要包含在谷物的外皮和胚芽中。如果加工过度，去净外皮和胚芽，则可能导致维生素 B_1 的摄入量不足，故本病常发生在以精白米为主食的地区。如果学校食堂的主食为精白米的话（特别是寄宿学校），就有可能导致本病的发生。另外，淘米过于仔细、烹调加热的时间过长等因素，都会

造成维生素 B_1 的损失及破坏。如果长期以大量碳水化合物为主食，缺乏肉食及豆制品的摄取，这种不均衡的饮食亦会导致本病的发生。

当然，跟其他营养缺乏疾病一样，维生素 B_1 会因为一些慢性病的发生而影响吸收，如慢性腹泻类疾病、肠道寄生虫病等。所以，治疗本病之前要先排查一下是否有导致本病发生的基础疾病。否则，即使补充再多的维生素 B_1，人体不吸收也是不行的。

维生素 B_1 缺乏症的治疗

一般治疗：调整饮食，供给学生们富含维生素 B_1 的食物。

维生素 B_1 治疗：①轻症患者：给予口服维生素 B_1。②重症（如心型、脑型）及消化道功能紊乱者：应注意静脉注射时忌用葡萄糖溶液稀释，以免因血中丙酮酸增加而加重病情。肾上腺皮质激素、ACTH、过量的烟酸和叶酸均会妨碍维生素 B_1 的吸收利用，应注意避免。

对症治疗：如纠正心力衰竭、抗惊厥治疗等。

维生素 B_1 缺乏症的饮食注意

食物中的维生素 B_1 有 3 种形式，即游离形式、硫胺素焦磷酸脂和蛋白磷酸复合物。结合形式的维生素 B_1 在消化道中裂解后被吸收，吸收的主要部位是空肠和回肠。大量饮茶会降低肠道对维生素 B_1 的吸收；酒精中含有抗硫胺素物质；叶酸

缺乏可导致维生素 B_1 吸收障碍。维生素 B_1 在肝、肾和白细胞内转变成硫胺焦磷酸脂，后者是体内丙酮酸分解所需的羧代酶的辅酶，但其在体内不贮存，故短期缺乏即可造成患者丙酮酸在体内的蓄积，从而扰乱糖代谢，故必须每日从食物中摄入维生素 B_1。体内的维生素 B_1 一旦不够时，有的人会变得很焦虑或记忆力减退，特别容易不安和易怒，甚至还会与人发生争执。

维生素 B_1 缺乏症流行的地区可分发预防剂量的维生素 B_1 日常服用。肾上腺皮质激素和促肾上腺皮质激素能对抗硫胺素的生理作用，阻碍丙酮酸的氧化；过量的叶酸或烟酸都会阻碍硫胺素在肝内的加磷作用；利尿剂可使硫胺素的排泄增加。上述情况应予注意，以避免医源性维生素 B_1 缺乏症的发生或加重。

维生素 B_1 容易缺乏的人群：

长期食用精白米，常腹泻、烦躁的学生： 在喜欢食用精白米的地区，尤其是习惯吃米汤和精白米蒸饭地区的学生，如果经常发生轻度腹泻、烦躁、声音嘶哑、四肢较弱、心率较快，甚至嗜睡、抽筋等情况，就应该警惕是否患上了维生素 B_1 缺乏症。同时，由于青春期儿童生长发育较快，维生素 B_1 的需求量相应增加，若维生素 B_1 摄入不足或吸收障碍，就很容易造成维生素 B_1 缺乏。

经常抽烟、饮酒、喝茶、常摄取砂糖的人群： 大量饮茶会降低肠道对维生素 B_1 的吸收；酒精中含有抗硫胺素物质。这一类人群对维生素 B_1 的消耗量较普通人群多，所以要适当增加维生素 B_1 的摄入量。

经常处于紧张状态的人群：生病、压力过大、精神紧张、焦虑、精神打击、手术后恢复等人群，不仅需要维生素 B_1，而且需要 B 族维生素中的所有维生素。所以，处于考试期间的学生，由于情绪紧张、压力较大，可以适当增加维生素 B_1 的摄入，这样有利于孩子情绪的稳定。

饭后长期服用胃酸抑制剂的人群：服用胃酸抑制剂后，会大大降低维生素 B_1 的吸收效果。

同时，维生素 B_1 的含量还受到加工、烹调的影响，所以要注意以下几点：

（1）调整饮食结构：维生素 B_1 会在谷物辗磨过程中耗损，加工越细的米面，其含量越少。所以，不要光给孩子吃精米白面，要做到粗细搭配，多吃各种豆类等杂粮，比如小米、绿豆等，它们都含有丰富的维生素 B_1，还应适当增加膳食中肉类的比例。未经精制的谷类内含有大量的维生素 B_1，因此，多吃全麦面包、糙米、胚芽米、胚芽面包等，便能摄取足够的维生素 B_1。

（2）改进烹调方法：要提高食物中维生素 B_1 的利用率和保存率，提倡不弃汁的蒸饭方法。由于面粉中的维生素 B_1 在酸性环境中较稳定，在碱性环境中容易被破坏，所以发面不宜加碱，应提倡使用鲜酵母发面。煮面条时，大约有 50% 的维生素 B_1 会流失到面汤中，所以吃面条后要喝些汤，充分利用面汤中的营养素。由于高温油炸和加碱会破坏面团中的维生素 B_1，因此应该少吃油条、油饼这些油炸食品。

（3）摄入含维生素 B_1 较多的食物：天然食品中，每 100 克猪肉含维生素 B_1 0.5 ～ 1.2 毫克（其他肉类为 0.1 ～ 0.2 毫克），猪肝 0.4 毫克，黄豆 0.8 毫克，糙籼（糙米、籼米）0.34 毫克。每 100 克蔬菜、果品、蛋类中含维生素 B_1 不大于 0.1 毫克。故肉类、豆制品皆为维生素 B_1 很好的来源。此外，花生、芝麻、海苔片中维生素 B_1 的含量也极为丰富。含维生素 B_1 较多的水果有：西红柿、橘子、香蕉、葡萄、梨、核桃、栗子、猕猴桃等。对于孕妇、乳母、青少年、体力劳动者，宜增加这类食品的摄入。

维生素 B_1 缺乏食疗方

黄豆炖猪蹄

猪蹄、黄豆、芹菜

原料：猪蹄 500 克，黄豆 150 克，芹菜 30 克，葱、姜、料酒、食盐、胡椒粉各适量。

做法：黄豆提前泡发好，将猪蹄洗净后切成块，生姜洗净后切片，芹菜洗净后切断，葱切段。锅内加水烧开，放入猪蹄、料酒，用大火煮去猪蹄的血水，捞起待用。锅内放入植物油，待油烧热后放入葱段、生姜丝和猪蹄一起爆炒，然后放入砂锅内，加入适量水，放入黄豆，用小火炖 30 分钟左右，至汤汁呈乳白色，放入食盐、芹菜，撒入胡椒粉即可。

小解：猪肉，性平，味甘咸，归肾经，是肉类中含维生素 B_1 最高的一种，每 100 克中猪肉含维生素 B_1 0.5 ～ 1.2 毫克。猪蹄中含有丰富的胶原蛋白质，胶原蛋白质是一种由生物大分子组成的胶类物质，含有大量的甘氨酸。这种氨基酸不仅能在人体参与合成胶原，还能镇静中枢神经，对焦虑、神经衰弱、失眠等有改善作用。猪蹄对于经常性的腰膝酸软、腿部麻木、抽筋、消化道出血、缺血性脑病患者有一定的辅助疗效，也有助于青少年生长发育和减缓中老年妇女骨质疏松的速度。黄豆的营养价值很高，故又有"豆中之王"、"田中之肉"的美誉，是非常受营养学家推崇的食品。黄豆性平，味甘，具有健胃宽中、润燥利水、益气的功效，能抗菌消炎，对咽炎、口腔炎、结膜炎、肠炎等有效；可提高人体免疫力，治疗因情志抑郁而引起的气滞；含有丰富的维生素和人体所需的多种氨基酸；含有的卵磷脂可去除附着在血管壁上的胆固醇，可防止血管硬化，预防心血管疾病，保护心脏，防止肝脏内积存过多的脂肪，从而有效防止因肥胖而引起的脂肪肝。芹菜，尤其是芹菜叶也含有丰富的维生素 B_1。所以，黄豆炖猪蹄不仅对维生素 B_1 缺乏症有效果，还是老少皆宜的补益身体的佳品，可经常食用。

猪肝、菠菜

猪肝菠菜汤

原料：猪肝 100 克，菠菜 120 克，食盐适量。

做法：将猪肝洗净后切成小薄片；菠菜切成长段，用热水焯一下后捞出待用。在锅内加适量肉汤，待汤烧开后放入猪肝和菠菜，加入少许盐，待汤烧沸后即可食用。

小解：猪肝，性温，味甘苦，能养血、补肝、明目，可辅助治疗眼科疾病，有利于儿童的智力发育和身体健康。猪肝含

有丰富的维生素 B_1 和 B_2；同时还含有丰富的维生素 A，其含量远远超过奶、蛋、肉、鱼等食品，具有维持正常生长和生殖功能的作用，还能保护眼睛，维持正常视力，缓解眼睛疲劳和干涩。菠菜，性寒，味甘，有养血、止血、敛阴润燥的功效。菠菜富含酶，能刺激肠胃和胰腺的分泌，既助消化，又润肠道，有利于大便的顺利排出。菠菜中还含有大量的抗氧化剂，具有抗衰老、促进细胞增殖、激活大脑功能的作用。食用菠菜前，最好用开水将洗好的菠菜烫一下，这样可以大大去除菠菜中的草酸。因草酸对人体有害，会使人体内的酸碱度失去平衡，影响儿童的发育。猪肝菠菜汤既清爽又营养，可补充多种维生素，补血养颜，润肠通便。

猪肉、莴苣

肉丝凉拌莴苣

原料：猪肉（后臀尖）300 克，莴苣 120 克，葱、姜、蒜、酱油、食盐各适量。

做法：将莴苣去皮洗净，切成薄片，莴苣叶切成段，用食盐腌制 20 分钟，放在沸水中焯一下，捞起淋干水分后待用；将猪肉洗净，放在开水中煮一下，去除血沫，捞出待用；葱、姜、蒜均切成细末。将猪肉放在锅内，加入适量水、黄酒、葱、姜，用文火煮至熟透，捞出后切成细丝，放在莴苣片上。加入蒜末、酱油、醋、食盐适量，凉拌调味即可食用。

小解：莴苣，性凉，味苦甘，可增强胃液和消化液的分泌，促进胆汁的分泌。莴苣叶含有的维生素 B_1 也较丰富，并且叶中含有的营养比莴苣茎要高，所以注意烹调时要保留莴苣叶。莴苣怕咸，所以盐要少放一些，否则会影响味道。瘦猪肉丝也含有较高的维生素 B_1。肉丝凉拌莴苣清爽可口，可调养气血，增强食欲。

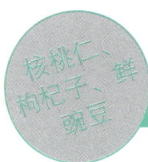

核桃枸杞炒豌豆

核桃仁、枸杞子、鲜豌豆

原料： 核桃仁 30 克，枸杞子 30 克，鲜豌豆 400 克，料酒、葱、姜、食盐各适量。

做法： 将核桃仁用植物油炸香待用；豌豆洗净；葱、姜切丝；枸杞子去果柄，去杂质，洗净后待用。锅内加入植物油，烧至六成热后，加入葱、姜爆香，放入豌豆、料酒，加水适量，待豌豆煮熟透后，放入核桃仁、枸杞子和食盐，稍炒片刻即可食用。

小解： 豌豆，性平，味甘，有和中下气、利小便、调理脾胃、生津止渴之功效，对脾胃虚弱、小腹胀满、烦热口渴均有疗效。豌豆中富含人体所需的各种营养素和优质蛋白质，可以提高人体的免疫力。核桃，性温，味甘，可补肾固精、润肠、温肺定喘。核桃中含有丰富的维生素 B_1 和维生素 E，能防止细胞老化，增强记忆力。感到疲劳时，吃一些核桃，可以缓解疲劳和压力。枸杞子，味甘，性平，归肝、肾经，有补肝肾、明目之功效，是常用的营养滋补佳品，在民间常用其煮粥、熬汤、泡酒或同其他药物、食物一起食用。枸杞子富含多种维生素，其中，维生素 C 的含量比橙子高，β - 胡萝卜素的含量比胡萝卜高，铁的含量比牛排还高。因此，核桃枸杞炒豌豆能补中益气，健脑益智。

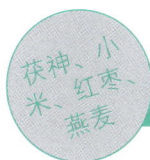

茯神红枣小米粥

原料：茯神 20 克，小米 150 克，红枣 8 枚，燕麦 50 克。

做法：将茯神切碎；红枣洗净去核；小米和燕麦淘洗干净。将茯神、红枣、小米和燕麦一同放入锅内，加水适量，武火煮沸后，改用文火再煮 30 分钟即可食用。

小解：茯神，味甘，性平，归心、脾、肾经，有宁心安神之功，专治心神不安、惊悸、健忘等。小米，性微寒，味甘，有清热解渴、健胃除湿、养神安眠的功效。小米中富含维生素 B_1、维生素 B_2 等，具有防治消化不良和口角生疮的功效；还含有色氨酸，色氨酸具有调节睡眠的作用。

悄悄话

茯神红枣小米粥有宁心安神、滋补气血之功效，有助于改善睡眠。

维生素 B$_2$ 缺乏的饮食对策

什么是维生素 B$_2$ 缺乏症

首先，让我们先了解一下维生素 B$_2$。维生素 B$_2$ 又称核黄素，是机体中许多酶系统的重要辅基的组成成分，参与糖类、脂类、蛋白质三大营养素的代谢。人体肠道中的细菌可以合成少量的维生素 B$_2$，但主要供应还需依赖食物的摄入。牛奶、鸡蛋中维生素 B$_2$ 的含量比较丰富，绿色蔬菜中也有，但是含量不高。维生素 B$_2$ 对热较稳定，但在光照下容易被破坏。

膳食调查发现，人群中维生素 B$_2$ 缺乏较为普遍。中学生由于生长发育快，代谢旺盛，若不注意，则易缺乏维生素 B$_2$。维生素 B$_2$ 缺乏可导致赖氨酰氧化酶的活性下降，从而影响胶原蛋白交联形成，以致细胞间胶质支持减弱，可能是皮肤受损的重要原因。维生素 B$_2$ 缺乏症在临床上主要表现为皮肤黏膜受损。

维生素 B$_2$ 缺乏症的特点

缺乏维生素 B$_2$ 时的表现是多种多样的，主要症状为口腔和阴囊的皮肤黏膜受损。

口角炎：口角有糜烂、裂隙或者湿白斑，多为双侧对称出现，常有小脓疱和结痂，伴疼痛。

唇炎：早期出现唇红肿，唇黏膜干燥、皲裂，多发生于下唇，可有色素沉着。

舌炎：自觉舌部疼痛，尤以进食酸、辣、热的食物时疼痛明显。舌体肿胀，舌中部有红斑，或呈青紫色，并可出现皱褶或裂纹。

脂溢性皮炎：多见于皮质分泌旺盛的区域，如鼻翼两侧、下颌、眉间和耳后等，有脂性堆积物覆于暗红色皮损上。

阴囊炎：早期出现阴囊瘙痒，尤其夜间较重，严重者可影响睡眠。阴囊两侧出现对称性红斑，边缘清晰，覆盖黄色或褐色鳞屑或结痂。

维生素 B_2 缺乏症的治疗

一般口服核黄素片，每次 5 毫克，每日 3 次；同时口服复合维生素 B 效果会更好，并且对局部病变采用外用药治疗。

维生素 B_2 缺乏症的饮食注意

首先，要克服偏食习惯，多吃含维生素 B_2 丰富的食物。动物性食物含维生素 B_2 较多，尤以肝、心、肾较为丰富，奶类、蛋类含量也不少。植物性食物中，绿色蔬菜和豆类含量较高，具体如黄豆、赤小豆、绿豆、豆制品、大白菜、菠菜、花菜等。除此之外，还要注意补充富含维生素（尤其是 B 族维生素）、矿物质的食物，如动物肝脏、瘦肉、禽蛋、牛奶等。

教育孩子不偏食、不挑食。还要多喝水，以利于体内毒素快速排出，让机体保持良好的状态。若口腔黏膜发生病变，还要注意口腔清洁，饭后应让孩子漱口，睡觉前不要让孩子吃东西，也不要喝奶，以免食物残渣留在口腔内而滋生细菌。

加强局部护理：口角发炎易干裂不适，进而引起疼痛，可在孩子的口角处涂些香油或软膏，以保持湿润。也可以口服 B 族维生素，以帮助黏膜恢复。

维生素 B$_2$ 缺乏食疗方

鸡蛋、
西红柿

西红柿炒鸡蛋

原料：鸡蛋 3 个，西红柿 250 克，食盐、糖各适量。

做法：将西红柿洗净，切成块；鸡蛋打入碗中，搅匀，放入少许盐。锅内放入适量植物油，待油烧至八成热时倒入打好的鸡蛋，待鸡蛋炒至金黄色时，将鸡蛋从锅里取出；将西红柿倒入锅内翻炒几下，把炒好的鸡蛋倒入锅内，放入少许盐、白糖，炒熟即可食用。

小解：鸡蛋含有丰富的优质蛋白、脂肪、维生素和铁、钙、钾等人体所需要的矿物质。蛋黄中含有丰富的 DHA、维生素、卵磷脂和矿物质，这些营养素有助于增进神经系统的功能，所以蛋黄是较好的健脑益智食物，可增强记忆力，防止记忆力衰退。西红柿，性平、微寒，含有胡萝卜素、维生素 B，可保持皮肤弹性。西红柿炒鸡蛋既可健脾开胃，又可补益身体。

牛奶小米粥

原料：鲜牛奶 200 毫升，小米 50 克。

做法：先将小米洗净后煮至八成熟，加入牛奶，文火煮成粥，即可食用，也可根据个人喜好加少量白糖。

小解：牛奶，性平，味甘，含有较多的 B 族维生素，能够保护表皮，防止皲裂，使皮肤光滑、白嫩。同时，牛奶能中和胃酸，防止胃酸对溃疡面的刺激，因此，牛奶对消化道溃疡有较好的疗效。每晚热服一杯牛奶，还有利于睡眠。小米，性微寒，味甘，有清热解渴、健胃除湿、养神安眠的功效。小米中富含维生素 B_1、维生素 B_2 等，具有防治消化不良和口角生疮的功效；还含有色氨酸，色氨酸具有调节睡眠的作用。牛奶小米粥有保护黏膜、健脾胃、宁心安神、补益身体之功效。

芹菜豆腐汤

原料：芹菜、豆腐各 250 克。

做法：豆腐洗净后切块，芹菜洗净切段，将芹菜和豆腐一同放入锅内，加适量水，武火煮沸后调成文火再煮 20 分钟，加入适量食盐、香油调味后即可食用。

小解：豆腐是将黄豆磨细，变成豆浆后，再加入石膏或凝聚而成。黄豆含有丰富的维生素和人体必需的氨基酸，能抗菌消炎，对咽炎、口腔炎、结膜炎等均有效，长期食用可以使皮肤细嫩、滋润，防止皱纹和雀斑的产生。豆腐由于加入了石膏，所以味甘淡，性凉，入脾、胃、大肠经，有调和脾胃、健脾利湿、清肺健肤、清热解毒等功效。芹菜，性凉，味甘苦，具有祛风利湿、消肿除烦、凉血解毒之功效。

悄悄话
芹菜豆腐汤具有清热、祛风、止痒之功效。

维生素 C 缺乏的应对方案

什么是维生素 C 缺乏症

首先，让我们了解一下维生素 C。维生素 C 又称为 L- 抗坏血酸，是一种水溶性维生素。食物中的维生素 C 被人体的小肠上段吸收。胶原蛋白的合成需要维生素 C 参加，所以若维生素 C 缺乏，胶原蛋白将不能正常合成，导致细胞连接障碍。我们都知道，我们的身体是由细胞组成，细胞靠细胞间质把它们联系起来，细胞间质的关键成分是胶原蛋白。胶原蛋白占身体蛋白质的 1/3，生成结缔组织，构成身体骨架，如骨骼、血管、韧带等，决定了皮肤的弹性，可以保护大脑，并且有助于人体创伤的愈合。血管壁的强度和维生素 C 也有很大的关系。微血管是所有血管中最细小的，管壁可能只有一个细胞的厚度，其强度、弹性是由负责连接细胞的胶原蛋白所决定，若维生素 C 不足，微血管则容易破裂。

维生素 C 缺乏症，是由于长期缺乏维生素 C 所引起的全身性疾病，临床特征为出血和骨骼病变。最早的临床表现是牙龈暗红、易出血，故本病又称坏血病。现在本病已比较少见，但是在饮食中缺少青菜、水果的地区，还是有发病的可能。

维生素 C 缺乏症有什么特点

虽然本病的发病率较低，但也不能大意。维生素 C 主要存在于水果、蔬菜等食品中。现在，即使是在一个偏远山区的学校中，相信也会供应一些蔬菜类的食物。不过，在那些寄宿学校中，由于缺少家长的监管，一些挑食或偏食的学生则可能在饮食搭配上欠妥当，可导致本病的发生。希望家长、老师们能监督好学生的饮食。

本病的诊断不难，在这里简单介绍一下其临床表现，希望对各位朋友能有所帮助。如果能在本病早期发现一些苗头，对本病的治疗、预后均有很大的意义。

维生素 C 缺乏症最早出现的症状主要是牙龈肿胀、牙龈炎和牙龈出血。病情较重者牙龈出现表面糜烂、溃疡及可能继发感染，感觉疼痛，有腥臭气味，可最终发生牙周炎，甚至牙齿松动而脱落。因为较易出现骨膜下出血，故本病可出现小腿部肿痛。肿胀多沿胫骨骨干方向，压痛明显。在肋骨与肋软骨交界处还会出现坏血病串珠。

本病全身症状可见厌食、乏力、消瘦等。患者全身任何部位均可出现出血症状。全身各处常出现瘀斑、瘀点或者皮下青紫等症状。如果患者身上有伤口，可能会有愈合障碍，且易感染。

维生素 C 缺乏症的治疗

补充维生素 C。

对症治疗：保持口腔清洁，预防和治疗继发感染、止痛，有严重贫血者可以输血，补充铁剂等。

维生素 C 缺乏症的饮食注意

（1）注意要多食用新鲜的蔬菜和水果，水果、蔬菜贮存得越久，维生素 C 损失得越多，应尽可能贮存在冰箱里。

（2）在烹饪富含维生素 C 的食物时，时间尽可能短，并盖紧锅盖，以减少高温和氧的破坏。汤汁中的维生素 C 含量丰富，应尽可能喝掉。

（3）疾病、手术前后、吸烟者、口服避孕药的人群，应该增加维生素 C 的摄入量。

（4）母乳中的维生素 C 含量较高，因此人工喂养儿应增加富含维生素 C 食物的摄入。

（5）维生素 C 广泛分布于蔬菜、水果中，以橘子、柚子、柠檬、西红柿、山楂、豆芽、青椒等新鲜蔬菜水果的含量较多；动物食品中以肝、肾等含量较多，谷类及乳制品中含量较少。所以，要想补充维生素 C，最好的方法就是多食新鲜水果和蔬菜。现在很多人喜欢喝鲜榨汁，但是，在此过程中水果蔬菜的维生素 C 会有很大一部分损失掉，所以笔者还是主张能够直接食用的水果和蔬菜（如黄瓜、西红柿）以直接食用为最佳。

缺铁性贫血怎么办

什么是缺铁性贫血

缺铁性贫血是人体内铁的含量不能满足人体需要，从而影响正常红细胞生成而发生的贫血。其产生的原因主要是：饮食中的铁摄入量不足、人体对铁的吸收减少、人体对铁的需要量增加、人体对铁的利用障碍或排出过多。

缺铁性贫血的特点

本病全身症状比较明显，多数存在以下症状：头痛、头晕、面色苍白、厌食、乏力、活动后气短等，病程较长的可见皮肤干燥皱缩，毛发干枯、易脱落，指甲质脆易断，可见匙状指。贫血越严重，症状就表现得越明显。本病若发生在中学生身上，则有这样的表现：反应迟钝，注意力不集中，跟同学玩耍时较烦躁、易怒等。

本病的病因很多，但对于中学生来说，病因相对单纯，主要有：①不好的饮食习惯，特别是偏食、挑食等，甚至一些同学为了减肥而缩食。女孩子上了初中以后，比较注意体型，会有一部分人控制自己的饮食量，加上本身雄性激素较少，就更加容易得贫血。②有消化系统疾病、寄生虫病（如钩虫病）等。③女性月经出血量过多。所以，要预防和治疗缺铁性贫血，合理的饮食是治疗本病的关键。不但要每顿饭定时定量吃，还要在吃的内容上注意合理搭配。

缺铁性贫血的治疗

针对病因治疗：尽可能除去引起缺铁性贫血的原因。

补充足够量的铁，以供机体合成血红蛋白，使体内铁的贮存量至正常水平。

缺铁性贫血的饮食注意

植物性食物中，铁的吸收率较低，所以我们应选择含铁丰富且铁吸收率高的食物，如动物肝脏、瘦猪肉、大豆及大豆制品等。动物肝脏中，每100克中就含铁25毫克，吸收率可达到22%左右；红色的肉类，如瘦猪肉、瘦牛肉中，每100

克中含有铁量分别为 2.4 毫克和 3.2 毫克，吸收率也可达到 22%；动物的血中，每 100 克中含铁 3 ~ 4 毫克，吸收率为 12%。此外，大豆及大豆制品中含铁量也不低，每 100 克大豆中含铁 11 毫克，吸收率达到 7%，平时应经常食用。虽然蛋黄中的含铁量较高，但吸收率仅为 3%，所以多吃蛋黄并不是预防及治疗缺铁性贫血的最佳办法。

缺铁性贫血食疗方

芹菜炒猪肝

猪肝、芹菜

原料： 猪肝 250 克，芹菜 300 克，酱油、糖、食盐各适量。

做法： 将猪肝洗净，切成薄片，加适量食盐搅匀后待用；芹菜洗净后切段。在锅内放入适量植物油，待油烧至六成热时倒入猪肝，翻炒至变色后，把猪肝捞出待用；锅内放入芹菜煸炒，待熟前放入酱油、白糖和食盐，再倒入猪肝，翻炒几下，即可出锅。

小解： 每 100 克猪肝含铁 25 毫克，每 100 克芹菜含铁 8.2 毫克。本菜谱富含铁质和叶酸，对于有贫血倾向的中学生来说，是日常食补的佳品。

阿胶红枣木耳粥

原料：阿胶 15 克，红枣 5 ~ 10 枚，黑木耳 10 克，糯米 100 克。

做法：将阿胶捣碎备用；黑木耳用温水泡发后洗净；大枣去核洗净。将黑木耳、大枣与糯米放入锅内，加适量水煮粥至将熟时，加入阿胶粉，不断搅拌，防止糊锅，待阿胶完全熔化后即可食用。

小解：黑木耳，性平，味甘，具有滋养益胃、益气补血之功效，每 100 克黑木耳中含铁 98 毫克，是各种食物中含铁量比较高的。黑木耳能减少血液凝块，有预防冠心病的作用。阿胶，性味甘、平，归肺、肝、肾经，有补血、止血、滋阴润燥之功效，能促进骨髓的造血功能，明显提高红细胞和血红蛋白的含量。红枣对贫血、气血虚弱者有良好的滋补效果，还可减轻因心血不足而引起的心跳加快、头昏眼花等症状。此粥可益气补血，适用于血虚头晕及缺铁性贫血等症。

三红莲子粥

原料：红枣 5 ~ 10 枚，红小豆 30 克，生花生仁（不去皮）50 克，莲子 20 克，粳米 100 克，红糖 20 克。

做法：将红小豆提前浸泡一夜，莲子去心。将红小豆、红枣、花生仁、莲子洗净后放入锅内，加适量水，先用武火煮沸，后用文火煮 30 分钟，放入红糖后即成。

小解：花生，性味甘、平，有和胃健脾、滋养调气等功效，可治疗营养不良、食少体弱、咳血等。花生衣含有油脂和多种维生素，并含有使凝血时间缩短的物质，有促进骨髓制造血小板的功能，不但对多种出血性疾病有止血作用，而且对原发病还有一定的治疗作用，对人体造血功能有益。红枣有很好的补益气血的作用。红小豆和莲子心能清心除烦，所以三红莲子粥不仅可以补脾胃、益气血，还能补而不滞，不易上火。

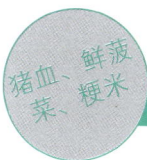

猪血、鲜菠菜、粳米

猪血菠菜粥

原料：猪血 100 克，鲜菠菜 100 克，粳米 200 克。

做法：将猪血切成小块，放沸水中稍煮后捞出；菠菜也放入沸水中略焯一下后捞出。将粳米放入锅内，加适量水煮粥，待粥将熟时放入猪血、菠菜，加入少量食盐调味即可。

小解：猪血，性味咸、平，含铁量较高，而且以铁红素的形式存在，容易被人体吸收，儿童和孕妇服用可以预防缺铁性贫血，老年人食用可以预防冠心病和动脉硬化；而且猪血还能去除人体内的有害物质。菠菜含铁量也较高，每 100 克含铁 2.9 毫克，而且能助消化、润肠通便。猪血菠菜粥具有润肠通便、养血止血的作用。

当归羊肉汤

原料：当归、黄芪、党参各 30 克，羊肉 500 克，生姜 50 克，葱、姜、食盐各适量。

做法：将羊肉洗净后，放入锅内，加入上述中药和葱、姜、料酒等调料，用武火煮沸后，调成文火煮至羊肉熟透即可。

小解：当归羊肉汤最早出自《金匮要略》，是具有益气养血、温阳通脉作用的食疗佳方。当归性温，味甘、辛，归肝、心、脾经，具有补血活血、调经止痛、润肠通便之功效，是补血佳品。黄芪，味甘，性微温，归肺、脾、肝、肾经，具有益气固表、敛汗固脱、托疮生肌之功效。党参，性平，味甘、微酸，归脾、肺经，可补中益气，健脾益肺。黄芪、党参两者均是补气之佳品。生姜可健脾胃，温经通脉。

悄悄话

此食疗方配伍严谨，效专力宏，可滋补气血，温经通脉，对于阳虚、血虚病人效果更佳。

让我们认识一下食物中毒

食物中毒有什么特点

食物中毒，指食用了被有毒有害物质污染的食品、饮料，或者食用了含有毒有害物质的食品、饮料后出现的急性、亚急性疾病。其主要症状为发热、恶心、呕吐、腹泻、腹痛等，严重者可出现脱水、休克等症状。

食物中毒的特点是潜伏期短，发病时间短，在集体单位中经常会集体暴发，患者症状相似，多数表现为肠胃炎的症状，中毒病人在相近的时间内均食用过某种共同的中毒食品，未食用者不中毒。停止食用中毒食品后，发病很快停止。这种食物也将被高度怀疑为造成这次食物中毒的"元凶"，也就是被污染的或含有有毒有害成分的食物。

本病无人与人之间的传播，这可以与急性感染性腹泻相鉴别。本病只有参与共同饮食的人才会发病，患者送往医院的过程中或在家休息治疗的时候，跟他有接触的人群则不会再有相同的续发病例出现。而感染性腹泻可以直接或间接地传播给别的人，哪怕是离开了最初的发病现场，如果条件允许的话，这种病还是会一直传播下去。

食物中毒的种类较多，主要分为以下几类：

（1）细菌性中毒食品：指被细菌或细菌毒素污染的食品，多见于被污染的肉类、鱼类、奶类和蛋类等动物性食品以及一些被污染的豆制品。

（2）真菌性中毒食品：指被真菌及其毒素污染的食品。

（3）动物性中毒食品，主要有两种：①将天然含有有毒成分的动物或动物的某一部分当作食品，如食用了未经妥善处理、加工的河豚，可导致人体的呼吸中枢和血管运动中枢麻痹而死亡。②在一定条件下，产生了大量有毒成分的可食的动物性食品。

（4）植物性中毒食品，主要有3种：①将天然含有有毒成分的植物或其加工制品当作食品，如发霉的大豆、花生、玉米中含有黄曲霉素，其毒性对人体的伤害很大，它会损害肝脏，诱发肝癌。②在加工过程中，将未能破坏或除去有毒成分的植物当作食品，如炒得半熟的四季豆。③在一定条件下，产生了大量有毒成分的可食的植物性食品，如发芽的马铃薯等。

（5）化学性中毒食品，主要有4种：①被有毒有害的化学物质污染的食品，如食用了被铅、汞、镉及农药等化学毒品污染的食品。②指误以为是食品添加剂、营养强化剂的有毒有害的化学物质。③食入禁止使用的食品添加剂或营养强化剂，或食入超量使用食品添加剂的食品，如当年的三鹿奶粉中添加三聚氰胺造成很多孩子生病的事件。④营养素发生化学变化的食品。

如何预防食物中毒

食品企业

加强对食品企业的卫生管理及监督，特别是加强对屠宰厂宰前、宰后的管理。食品企业应禁止使用或加工病死的禽、畜类肉或其他变质的肉类。食品加工、销售部门的操作人员应当严格遵守国家食品卫生法，严格按相关操作规程办事，必须做到生熟分开。从业人员应该进行健康检验，合格后方能上岗。

学校食堂

加强学校食堂的卫生管理，学校食堂必须有相关的管理制度，有合法的进货途径、体检合格的厨师、服务员等。所有工作人员定期学习食品安全法，时刻将食品安全放在第一位。肉类、豆制品类、豆角类食品一定要加工到位。蘑菇类食品要区分出可食用菇与有毒菇。菜谱要公开，接受社会的监督。食堂消毒要到位，不要给学生们提供剩菜剩饭。

家庭

冷藏的食品应尽量保质、保鲜，动物性食品及豆制品食用前应彻底加热煮透，剩饭剩菜食用前也应充分加热。不要吃过期的食物，不要食用地摊上买的食物，尽量不要到无证经营的饭馆吃饭，夏天尽量不要去吃烧烤类餐饮。

学生本人

妥善安排好自己的三餐，尽量在学校食堂或家中吃饭，不要吃零食。

常见的食物中毒

食物中毒发病急，病情变化比较快，如果抢救不及时，可能会有生命危险。我国每年都会有多起校园食物中毒的群体事件，其中不乏引起死亡病例的事件。本文将给大家介绍几种常见的食物中毒，希望大家能够对这些饮食中潜在的危险有所了解，如果有一天你要到野外旅游的话，这些知识可能能用得上。常见的细菌性食物中毒如下：

变形杆菌食物中毒

变形杆菌食物中毒是细菌性食物中毒中较常见的一种，多在夏、秋季节发病。引起中毒的食品，主要是动物性食品、豆制品和凉拌菜等，多由于制作时卫生状况不达标，造成食物污染而引起食物中毒。变形杆菌食物中毒的潜伏期多为 5 ~ 18 小时。

本病的主要临床表现是：上腹部出现急性刀绞样痛和急性腹泻，有的伴有恶心、呕吐、头痛、发热，体温可达到38℃ ~ 39℃，病程较短，一般 1 ~ 3 天可恢复，很少有死亡病例出现。

变形杆菌主要靠实验室检查来明确诊断。本病患者的吐泻物中会检出占优势且生化及血清学型别相同的变形杆菌。患者急性期和恢复期的血清，用分离的菌株做血清凝集效价测定，恢复期滴度高于急性期滴度 4 倍，即有诊断意义。同时，以健康人作为对照，应为阴性。

如果具有变形杆菌的流行病学与临床表现，并且实验室检验的各项指标的测定结果均与变形杆菌的特点相符时，我们便可诊断变形杆菌食物中毒。

蜡样芽孢杆菌食物中毒

引起蜡样芽孢杆菌食物中毒的食品多为剩米饭、米粉、剩菜、甜点心及乳、肉类等食品。引起中毒的原因是：这些食品在食用前保存温度较高，放置时间较长，使食品中的蜡样芽孢杆菌得到繁殖，造成食物污染。

根据蜡样芽孢杆菌食物中毒的主要临床表现，可以将本病分为呕吐型食物中毒和腹泻性食物中毒两种类型。呕吐型中毒的主要临床表现是：以恶心、呕吐、头晕、四肢无力为主要症状。本型食物中毒的潜伏期较短，一般为 0.5 ~ 5 小时。腹泻型食物中毒的主要临床症状是腹痛、腹泻，本型食物中毒的潜伏期较长，一般为 8 ~ 16 小时。

引起蜡样芽孢杆菌食物中毒的食品取样做实验室检验时，经食品中蜡样芽孢杆菌菌数测定（按 GB 4789.14），每克食品中杆菌数一般 $\geqslant 10^5$。中毒病人的呕吐物或粪便样品中检出的蜡样芽孢杆菌与中毒食品检出的菌株相比，其生化性状或血清型相同。

如果符合蜡样芽孢杆菌食物中毒的流行病学特点和临床表现，并且实验室检验结果符合上述结果时，就可以明确本病的诊断了。

副溶血性弧菌食物中毒

引起副溶血性弧菌食物中毒的食品主要为带菌的海产品，如鱼、虾、蟹、贝类等及其制品，以及被副溶血性弧菌污染的其他食品。副溶血性弧菌引起的食物中毒多发生在夏、秋天气炎热的季节。

副溶血性弧菌食物中毒发病急，潜伏期短。主要症状为腹痛、腹泻、恶心、呕吐、发烧等，偶尔伴有头痛、发汗、口渴等症状。

本病的确诊需要病例符合副溶血性弧菌食物中毒的流行病学与临床表现，并且从引起本病的中毒食品、患者的粪便或呕吐物中，能够通过实验室检验检出生物学特性（按 GB 4789.7）或血清型别一致的副溶血性弧菌。

葡萄球菌食物中毒

引起葡萄球菌食物中毒最常见的食品为乳、蛋、各类熟肉以及相关制品，也有含淀粉类食品。

本病起病急，潜伏期短，一般在 2 ~ 4 小时内。

葡萄球菌食物中毒的主要症状为恶心、剧烈地反复呕吐、腹痛、腹泻等胃肠道症状。

如果符合葡萄球菌食物中毒的流行病学特点及临床表现，并且从中毒食品、患者的吐泻物中经培养检出金黄色葡萄球菌，菌株经肠毒素检测证实在不同样品中检出同一型别的肠毒素，或者从不同患者的吐泻物中检出金黄色葡萄球菌，其肠毒素为同一型别，或者从引起疾病的食物中检出肠毒素，均可明确诊断。

沙门菌食物中毒

引起沙门菌食物中毒的中毒食品多为动物性食品。中毒患者均食用过某些可疑食品，出现的临床症状基本相同，潜伏期多为 4 ～ 48 小时。

沙门菌食物中毒的主要症状有恶心、呕吐、腹泻、腹痛、头晕、头痛、寒战、全身无力、食欲不振、发烧等，重者可引起痉挛、脱水、休克等症。急性腹泻以黄色或黄绿色水样便为主，有恶臭。患者的病情越重，症状就越重。

如果符合沙门菌食物中毒的流行病学特点与临床表现，并且由可疑食品、病人的呕吐物或粪便中检出血清学型别相同的沙门菌时，便可诊断沙门菌食物中毒。

扁豆中毒

扁豆中毒属植物性食物中毒，它是食物中毒中较常见的一种，发病季节多在夏、秋扁豆成熟的季节。引起中毒的原因是含有毒素的扁豆加工不当。本病的潜伏期较短，多数为0.5～5小时。

扁豆中毒的临床症状主要有恶心、呕吐、胸闷、心慌、出冷汗、手脚发凉、四肢麻木等。本病一般病程短，恢复快，预后良好。

目前无较好的实验室检查方法来确诊扁豆中毒，但如果实验室检验可排除其他致病因素引发的疾病，并且符合扁豆中毒的流行病学与临床表现，我们还是可以诊断该病例为扁豆中毒的。

毒蘑菇中毒

毒蘑菇中毒多发生在夏、秋阴雨季节，蘑菇生长旺盛的时候，以家庭散发为主，有时在一个地区连续发生多起。主要是因为大家对毒蘑菇的鉴别经验有限，很多人认为野生的蘑菇更有营养，别有一番口味，便贸然采来食用。毒蘑菇中毒主要发生在山区或林区居民中，也有一些旅行者可能会因食用采集的野生鲜蘑菇而中毒。

毒蘑菇中毒因蘑菇毒素不同，潜伏期不等，最短可10余分钟，最长一般在24小时以内。

毒蘑菇中毒的临床表现复杂多样，因毒蘑菇的种类不同，其有毒成分不同，临床表现也不相同。毒蘑菇中的毒素十分复杂，一种毒蘑菇可以含有几种毒素，而一种毒素又可存在于数种毒蘑菇之中。一般将毒蘑菇中毒的临床表现分为四种类型：胃肠炎型、神经精神型、溶血型、脏器损害型。①胃肠炎型：主要临床表现为恶心、呕吐、腹痛、腹泻等胃肠道症状，严重者出现休克、昏迷。②溶血型：除了有胃肠道症状外，可出现溶血性黄疸、贫血、血红蛋白尿、肝脾肿大等溶血症状。③肝损害型：初有胃肠道症状，随后出现肝肿大、黄疸、出血倾向和转氨酶升高等肝损害的症状，严重者可发生肝性脑病而引起死亡。④神经精神型：除有胃肠道症状外，还可出现多汗、流涎、瞳孔缩小等症状，严重者出现精神错乱、幻觉、昏迷，甚至呼吸抑制而死亡。

具有毒蘑菇中毒的流行病学与临床表现及有专家对毒蘑菇的鉴定结果时，便可诊断毒蘑菇中毒。

食源性急性亚硝酸盐中毒

进食了腐烂变质的蔬菜、腌制不久的咸菜或存放过久的熟菜，食用过量的亚硝酸盐腌肉，或误将亚硝酸盐当作食盐烹调食物时，都可能引起食源性急性亚硝酸盐中毒。它是一种在短期内引起的以高铁血红蛋白症为主的全身性疾病。

本病的临床表现主要是：轻者有恶心、呕吐、头晕、头痛、乏力、胸闷等症状，口唇、耳郭、指（趾）甲可见轻度紫绀，高铁血红蛋白在 10%～30%。严重者可有心悸、呼吸困难，甚至心律紊乱、惊厥、休克、昏迷、皮肤、黏膜明显紫绀，高铁血红蛋白往往超过 50%。

本病的诊断应符合食源性急性亚硝酸盐中毒的流行病学调查的特点，确认中毒由亚硝酸盐引起，临床表现符合亚硝酸盐的中毒特征；剩余食物或呕吐物中检出超过限量的亚硝酸盐；血液中高铁血红蛋白的含量超过 10%。

传染性疾病的饮食对策

流行性感冒

流行性感冒（简称"流感"）是由流感病毒引起的，它是一种造成人类及动物患流行性感冒的 RNA 病毒。根据流感病毒感染的对象，可以将病毒分为人类流感病毒、猪流感病毒、马流感病毒以及禽流感病毒等类群，其中，人类流感病毒可以分为三类：甲型（又称 A 型）流感、乙型（又称 B 型）流感、丙型（又称 C 型）流感。由于各型病毒之间无交叉免疫，所以机体可多次感染，反复发病。其中，甲型病毒经常发生抗原变异，所以传染性大，传播迅速，极易发生大范围流行。人们谈之色变的人感染高致病性禽流感也是甲型流感的一种，本病在中学生中发病较为普遍。

流行性感冒的防治

近年来，我国每年 10 ~ 11 月会为中学生进行流感疫苗接种，减少了流感的发病，取得了较好的成果。

目前，西医学对流感尚无特效治疗药物，主要是加强护理，包括发病后多卧床休息，多饮水，进食易消化、营养丰富的食物。必要时给予对症处理，包括发热、头痛时给予阿司匹林等解热镇痛药；症状较重者可肌注抗流感丙种球蛋白；并发细菌感染则应用适当的抗生素。

中医学将流感称为"外邪入侵"，属表证，主要分为风寒感冒和风热感冒。风寒感冒的症状：以怕冷、发热为主要表现，可见畏寒，恶风，疲倦，全身骨节酸痛，流清鼻涕，一般口不渴，没有食欲，小便清长，舌淡红，苔白，脉浮缓。治法：祛风散寒。风热感冒的症状：以发热、咽痛为主要表现，可见咽喉痛，发烧，流黄鼻涕，有浓痰，口渴口干，没胃口，舌红，苔薄黄，脉浮数。治法：疏风清热。

流行性感冒的饮食注意

流行性感冒虽然容易治愈，但患病期间患者身体较弱，合理的饮食可辅助人体祛除外邪，让机体恢复正常。所以，感冒除药物治疗外，饮食调理也不可缺少。

流行性感冒的饮食禁忌

流行性感冒期间，我们需要服用的药物主要是为了祛除表邪，但一些食物往往有引邪入里之嫌。吃这类食物往往会加重患者的病情，极容易导致感冒加重或病程加长。因此，患病期间我们要禁食此类食品。

在中医四大经典之一《伤寒论》中有这样一段话："禁生冷、黏滑、肉面、五辛、酒酪、恶臭。"这段话说的是外感服药后的饮食禁忌。这是一条纲领，简明扼要地指出外感后的饮食禁忌。

不宜食生冷的食物：此类食物多数会导致消化不良，易出现恶心、呕吐、腹痛、腹泻症状，中医认为，脾胃属于中焦，生冷损伤脾胃以后，表邪容易入里，使病位加深，病情加重，感冒恢复的时间将会延长。并且脾胃功能低下，还会导致口服的其他药物的吸收减少，药效下降。

禁食肥甘厚腻的食物：此类食物助生痰，且不易消化，加重脾胃的负担，加重患者厌食、乏力、咳嗽等症状。故感冒患者应忌食各类糖类、饮料类、肥肉类、油炸类食物，饮食宜清淡。

禁食辛热、过咸的食物：尤其对于风热感冒患者，辛热食物易伤气灼津，助火生热痰，痰热内结，不易咳出，故感冒患者不宜食用；食用过咸的食物后容易生痰，刺激局部引起咳嗽加剧，易加重鼻塞、咽喉不适等症状。

流行性感冒的饮食注意

多饮水：在感冒的过程中，身体发热、呼吸频率增加、出汗增多、气管中的分泌物也会增多，这样使我们的体液较平时丢失较多，因此要注意补充我们丢失的体液。这一点不管在预防还是治疗过程中都很重要。此时最好的液体就是白开水，多饮水可防止脱水现象的发生，并且可以避免呼吸道内分泌物的黏稠和干结，利于痰液的咳出。

多吃蔬菜和水果：儿童患感冒时，体内维生素 A 的消耗增加，血中维生素 A 的含量降低，所以在饮食中要注意多吃一些富含维生素 A 的深绿色、橙绿色的蔬菜和水果，以增加患儿的抗病能力。而且蔬菜和水果中，维生素 C 的含量也较高，能提高人体的抵抗力和免疫力。

食用易消化的食物：由于患病后胃肠功能降低，胃中消化酶的活力受到影响，一般会出现消化不良的情况，甚至伴有腹泻、便秘、呕吐等消化道症状，所以注意要吃一些容易消化的食物，不宜服用生冷、过咸、过甜、刺激性的食物。如果消化不良，而身体能量消耗较大，可以采用少食多餐的形式，每次不要进食过饱，可以适当增至5～6餐。

感冒的食疗方法

风寒感冒食疗方

葱白、白米

葱粥

原料：葱白3～5条（洗净、切碎），白米适量。

做法：先将水煮沸，然后加米再煮，快熟时加葱白，略沸，加入少许食盐调味，趁热食下取汗。

小解：葱白就是去掉葱的绿色茎叶，剩下的色白的葱段。其性辛温，升浮上达，入肺、胃二经，功能外散风寒、内通阳气。《本草便读》载："行肺胃以通阳，可温散而发汗。"白米，性味甘平，助脾益胃，故用葱粥治疗风寒感冒，祛邪而不伤正。

生姜红糖饮

生姜、红糖

原料：生姜 30 ～ 50 克（切成 10 片），红糖 20 ～ 30 克，水 1000 毫升。

做法：将生姜及红糖加入到水中，煮沸。热服取汗，可多次频服，代茶饮。

小解：生姜性味辛温，入肺、脾、胃三经，有发表散寒、温中止呕、消痰行水等功效。红糖性味甘温，有益脾胃、散风寒和活血化瘀的功效，此二味配伍可以治疗风寒感冒初起。

葱白汤

葱白、淡豆豉、生姜、黄酒

原料：葱白 30 克（切成段），淡豆豉 15 克，生姜 10 克（切成丝），水 800 毫升，黄酒 30 毫升。

做法：先将葱白、淡豆豉、生姜加入水中煮沸，加入黄酒再次煮沸即可。热服取汗，睡前口服为佳。

小解：淡豆豉味苦、辛，性平，归肺、胃经，有解肌发表、宣郁除烦之功效，且发汗解表之力较为平稳，与葱白相配就是中医《肘后方》中的"葱豉汤"，适用于治疗外感风寒轻症。加入生姜和黄酒（即米酒）使益胃解表之力更强。若属表虚汗多之伤风感冒则不宜服用。

紫苏粥

原料：紫苏叶 20 克（洗净，切成段），粳米 150 克（洗净），红糖 20 克，水 1000 毫升。

做法：先将粳米和红糖洗净，放在锅里，添入清水，先用武火煮沸，改用文火煮成稀粥；再把紫苏叶直接倒入锅内，搅匀，与粥一起煮沸，即可食用。每日三餐可趁热服用此粥。

小解：紫苏叶，味辛，性温而香，入肺、脾二经，能温中达表、发散风寒、理气宽中；粳米即白米，性味甘平，可助脾益胃，除烦渴，两味同服，祛邪而不伤正。若有痰胸闷者，可在粥中加入少量陈皮（6 克），以理气健脾，燥湿化痰。

萝卜白菜核桃饮

原料：白或青萝卜 100 ~ 150 克，葱头 5 个，白菜根 2 个（切块），焦红枣 5 ~ 7 个，焦核桃（将硬皮核桃烧黑）适量，生姜片 4 ~ 6 克，胡椒粉 1 ~ 2 克，陈醋 5 毫升，香油数滴。

做法：将白或青萝卜、葱头、白菜根、焦红枣、焦核桃、生姜片放入锅内，加水 750 毫升，煮 10 ~ 15 分钟，再将胡椒粉、陈醋、香油放入大碗中，把煮好的汁液（约 500 毫升）冲入。早、晚饭前半小时热服。

加减：咽干者加梨皮；咳嗽者加梨 1 个（切块）；便秘者加蜂蜜 1 匙。感冒日久，时有汗出者，胡椒粉、生姜均减半。

小解：此食疗方以生活中常用的蔬菜和调料为主，取材方便，主要治疗初患感冒者，症见身重疲倦，恶寒发热，或无汗身热；或感冒日久，经治疗后时有汗出等。

风热感冒食疗方

薄荷、粳米、冰糖

薄荷粥

原料：薄荷 20 克，粳米 100 克（洗净），冰糖 20 克，水 1000 毫升。

做法：先将薄荷加入 500 毫升水中，煮沸后滤汁，将粳米、冰糖、水（500 毫升）煮粥，待粥成时，加入薄荷汁再次煮沸即可。每日三餐可服用。

小解：薄荷，性辛凉，归肺和肝经，有疏散风热、清利头目、利咽透疹之功效。白米，性味甘平，助脾益胃。冰糖，味甘，性平，归脾、肺经，能补中益气，和胃，止渴化痰。故用薄荷粥治疗风热感冒，和胃祛邪而不伤正。在煮粥过程中要注意，因为薄荷的有效成分主要是挥发油，所以煎煮时间不要过长，加入薄荷再次煮沸即可。若煎煮时间过长，薄荷的有效成分都挥发了，药力就会大打折扣。

桑菊豆豉茶

原料： 桑叶 15 克（清洗干净），菊花 20 克，淡豆豉 8 克，水 800 毫升。

做法： 将桑叶、菊花、淡豆豉加入水中，武火煮沸滤汁，注意煎煮时间不宜过长。每日饭后 1 小时服用，连服 3～5 日。

小解： 桑叶，味苦、甘，性寒，归肺、肝经，有疏散风热、清肺润燥、平肝明目之功效。《本草求真》记载："清肺泻胃，凉血润燥，祛风明目。"菊花，味辛、甘、苦，性微寒，归肺、肝经，也有疏散风热、平肝明目、清热解毒之功效。两者配伍代茶饮，可起到疏散风热、平肝明目的作用。淡豆豉味苦、辛，性平，归肺、胃经，有解肌发表、宣郁除烦之功效，且发汗解表之力较为平稳，无论风寒、风热感冒皆可应用，可以解除胸满烦躁，还能健脾胃、助消化，可使两味药祛邪而不伤正。

银花薄荷芦根饮

原料： 银花 30 克，薄荷 10 克，鲜芦根 20 克（洗净、剪段），冰糖 5 克，水 800 毫升。

做法： 先将银花、芦根加水煎煮，沸后 20 分钟，加入薄荷沸煮 2～3 分钟，滤汁，加入白糖调味。可以代茶饮。

小解： 银花，味甘性寒，归肺、心、胃经，可清热解毒，疏散风寒。鲜芦根，味甘性寒，归肺、胃经，可清热生津，除烦止呕。配合薄荷和冰糖，对于咽痛、咽干的风热表证者疗效尤佳，有辛凉解表、清热利咽之功效。

葱白、豆腐

葱白豆腐汤

原料：葱白5根（切成细丝），豆腐适量。

做法：先将锅烧热后，将葱丝和豆腐一起放入锅内，并快速炒至有香气飘出，放入清水一碗，加入食盐少许，再煮片刻，待水沸后取出，温服取汗。

小解：葱白豆腐汤是民间常用来治疗感冒的食疗方，主治伤风鼻塞、流鼻涕、喷嚏、咳嗽、咽痒等症。豆腐是常用的食材，很容易买到，因其在加工过程中加入石膏，故其性味甘凉，入脾、胃、大肠经，有健脾和胃、生津润燥、清热解毒、止咳消痰的作用。葱白，其性辛温，升浮上达，入肺、胃二经，可利肺通阳，发散风邪。故葱白豆腐汤具有解表清热之功效。

鲜荷叶、菊花、薏米

荷叶菊花清暑汤

原料：鲜荷叶1张（或者干荷叶10克），菊花10克，薏米30克。

做法：荷叶、菊花、薏米加水适量，共同煎煮取汁。

小解：荷叶，味苦、涩，性平，可通气宽胸，和胃安胎，主治外感暑湿、脾虚泄泻。菊花，味辛、甘、苦，性微寒，归肺、肝经，可疏散风热，平肝明目，清热解毒。薏米，医学上称为薏苡仁，味甘、淡，性微寒，归脾、胃、肺经，有利水渗湿、健脾、清热排脓之功效，对于脾虚湿滞者尤为适用。

悄悄话

夏日感冒，多兼暑夹湿，初起可见身热头痛、疲倦、胸闷咳嗽、口渴痰稠、小便短赤，宜饮荷叶菊花清暑汤，以清暑解表祛湿。

水痘

什么是水痘

水痘是由水痘－带状疱疹病毒初次感染引起的急性呼吸道传染病。患者是唯一的传染源。水痘－带状疱疹病毒存在于患者的呼吸道分泌物、疱疹和血液中，主要通过直接接触水痘疱疹液和呼吸道飞沫传播，也可通过被污染的用具传播。

本病以发热及出现周身性红色斑丘疹、疱疹、痂疹为特征。全年可见，冬、春两季多发，其传染力强，接触或飞沫均可传染。临床以皮肤黏膜分批出现斑丘疹、水疱和结痂，而且各期皮疹同时存在为特点。该病为自限性疾病，病后可获得终身免疫，也可能潜伏在感觉神经节中，再激活可引起带状疱疹。

水痘的治疗

1. 西医治疗

水痘的常用治疗方式分一般处理与对症治疗。对症治疗包括：皮疹已破溃的，破溃处可涂以龙胆紫或新霉素软膏。如果破溃处继发感染，则需选用敏感的抗生素以防止感染加剧。瘙痒者给予炉甘石洗剂。并发肺炎时可酌情使用抗生素。当合并有严重并发症时，可在医生的指导下使用一定剂量的激素类药物。水痘属于感染病毒造成的传染病，可以使用抗病毒疗法，干扰素、阿糖腺苷、无环鸟苷等，在临床上均有使用。一般治疗主要包括：患者需隔离，卧床休息，尽量防止疱疹破溃，以减少感染。患者在饮食上需要加强营养，多吃蔬菜类的东西，多饮白开水。

2. 中医治疗

中医认为，该病为外感时邪，多由口鼻而入，侵袭肺卫。肺合皮毛，主宣发肃降，外邪袭肺，宣降失常。本病多为轻症，主要是肺卫症状，如发热、咳嗽、流涕等。少数患儿因毒热炽盛，内犯营卫，甚至营血受累，重者可伴有高热、烦躁、面赤、痘疹稠密、色紫暗等重症表现。

常见的中医辨证分型如下：

风热型

主要症状：发热较轻或无发热，疱疹可见于躯干、头面部，疹色红润，疱浆清亮，根盘红晕不明显或略有红晕，疱疹数量较少，可伴有咳嗽、喷嚏等。舌淡红，苔薄白，脉浮数。治疗原则为：疏风透表，清热解毒。方药用银翘散加减治疗。

热毒型

主要症状：壮热，口渴，面红目赤，烦躁不安，水痘密集，疹色紫暗，往往伴有大便燥结，小便短黄。舌质红或绛，舌苔黄燥，脉洪数。治疗原则为：清热解毒，凉营滋阴。方药用清营汤合清胃散加减治疗。

水痘的食疗方法

风热型水痘食疗方

金银花、冰糖、甘草

银花冰糖饮

原料：金银花12克，冰糖10克，甘草3克，水600毫升。

做法：将金银花和甘草放入水中浸泡1小时，武火煮沸，加入冰糖，再煎煮10～15分钟，取汁，代茶饮，需服用至患者水痘皮疹结痂为止。

小解：金银花性寒，味甘，归肺、胃、心、脾经，有清热解毒之功效，可用于外感风热或温病初起之证。冰糖味甘，性平，归脾、肺经，能补中益气和胃。甘草性甘、平，入十二经，有补中益气、泻火解毒、润肺祛痰、缓和药性、缓急定痛之功效。故用银花冰糖饮可有效治疗风热型水痘病例，在祛除外邪之余，能固护人体胃气，为扶正祛邪之方。

菊花、冰糖 · 菊花茶

原料： 菊花 15 克，冰糖 12 克，水 500 毫升。

做法： 将菊花、冰糖加入水中，武火煮沸，煎煮 5 ~ 10 分钟，取汁，代茶饮，需服用至患者水痘皮疹结痂为止。

小解： 菊花性味甘、苦、微寒，入肺、肝经，有疏散风热、明目、清热解毒、平肝阳之功效。常用于治疗外感风热、发热、恶寒、头痛等症。以其为原料，辅以冰糖制作的菊花茶可以用于治疗风热型水痘。

桑叶、菊花、薄荷、蔗糖、粳米 · 桑菊粥

原料： 桑叶 21 克，菊花 12 克，薄荷 9 克，蔗糖 15 克，粳米 100 克，水 1000 毫升。

做法： 将桑叶、菊花、薄荷加入 500 毫升水中，武火煮沸，取汁。将粳米加入水中，水沸后继续蒸煮 20 ~ 30 分钟，使粳米煮烂。在煮烂的粳米中加入桑叶、菊花、薄荷煮取的药汁以及蔗糖，同煮 10 分钟后停火，粥成。本品可代替患者的三餐主食服用，若患者食量大，可酌情按本方比例加大粥量。

小解： 桑叶性味苦、甘、寒，入肺、肝经，有疏散风热、清肝明目之功效。中医学中常用本药治疗外感风热、头痛、咳嗽等症。薄荷性味辛、凉，入肺、肝经，有疏散风热、清利

110

咽喉、透疹之效。临床上常用于风热感冒、温病初起的表证患者。桑叶、菊花、薄荷这三味药均为疏散风热之要药，为治疗风热型水痘之常用中药。本方中加粳米以缓中和胃，加蔗糖以调味。

豆豉饮

淡豆豉、白砂糖

原料：淡豆豉 50 克，白砂糖 30 克，水 1000 毫升。

做法：将淡豆豉加入到水中，武火煮沸，加入白砂糖，继续煮 10 分钟，去渣，取汁。每日两次，早、晚温服，代茶饮。

小解：淡豆豉性寒，味辛、甘、微苦，入肺、胃经，有解表除烦之效。临床上常用于治疗伤风感冒、发热、恶寒、头痛等症。以本药熬汁口服可起到清热解表之效，有助于本病的治疗。白砂糖主要用于和胃缓中，改善药物口感。

热毒型水痘食疗方

绿豆甘草汤

绿豆、甘草

原料：绿豆 120 克，甘草 6 克，水 600 毫升。

做法：将绿豆、甘草放入水中，浸泡 1 小时，武火煮沸后，再煎煮 10 ~ 15 分钟，将汁滤出，温服，代茶饮，需服用至水痘患者热退为止。

小解：绿豆性寒味甘，入心、胃经，有清热解毒、消暑之功效。临床上常用于治疗暑热烦渴、疮毒痈肿等一些有热毒症状的疾病。甘草有补中益气、泻火解毒、缓急止痛的作用，可辅助绿豆共奏清热解毒之功效。本方煮汤代茶饮，具有清热解毒的作用，退热疗效较好。

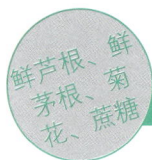

芦根饮

鲜芦根、鲜茅根、菊花、蔗糖

原料：鲜芦根 40 克（洗净、切段），鲜茅根 20 克（洗净、切段），菊花 10 克，蔗糖 20 克，水 800 毫升。

做法：将鲜芦根、鲜茅根、菊花加入水中，武火煮沸，加入蔗糖继续煮 10 分钟，将汁滤出，温服，代茶饮，可服至患者痊愈。

小解：芦根性寒味甘，入肺、胃经，有清肺胃热、生津止渴之效。临床上常用于治疗温热病高热口渴、胃热呕吐、肺热咳嗽、痰稠而黄等症。茅根性寒味甘，入肺、胃经，有清热生津、凉血止血之效。临床上常用于治疗热病烦渴、胃热呕哕、肺热咳嗽等症。这两味药配合清热之菊花，可治疗热毒型水痘。另外，加适量蔗糖可增加本方的口感，适于青少年口服。热毒型水痘多数会有热盛伤阴的症状，本方的主药茅根、芦根均有滋阴之效，故可对证。

薏米粥

原料：薏苡仁 70 克，粳米 50 克，水 800 毫升。

做法：将薏苡仁和粳米加入水中，文火煮沸后，继续蒸煮 30 分钟，将薏苡仁和粳米煮烂。温服，当作主食食用。

小解：薏苡仁性味甘、淡、微寒，归脾、肾、肺经，有利水渗湿、健脾除痹、排脓消痈之效。临床上常用于治疗水肿、脚气、湿温、肺痈、肠痈等症。本品上能清肺热，下利肠胃湿热，常用于治疗内痈之症，具有排脓消痈之功。以本药为主药，配以粳米做粥，可用于治疗既有发热又有水湿渗出的热毒型水痘。

生地绿豆粥

原料：生地黄（切成片）30 克，绿豆 90 克，粳米 200 克，白糖 30 克，水 2000 毫升。

做法：将生地黄放入 1000 毫升水中，武火煮沸，文火继续蒸煮 20 分钟，去渣取汁，备用。将绿豆、粳米加入到 1000 毫升水中，煮沸后继续蒸煮约 30 分钟，至粥煮烂（可用高压锅煮）。将煮烂的粥加入生地黄汁中，调入白糖，混匀，煮沸，粥成。每日三餐可代主食食用，食至热退。

小解：生地性寒，味甘、苦，入心、肝、肾经，有清热凉血、生津之效。临床上常用于治疗热病热邪入营，舌绛口渴，或身发斑疹，或阴虚火旺，咽喉嫩肿，以及血热妄行引起的吐血、衄血等症，食用后可有助于降体温，补体虚。绿豆性味甘、寒，入心、胃经，有清热解毒、消暑之功效。临床上常用于治疗暑热烦渴、疮毒痈肿等一些有热毒症状的疾病。两者配合，可有清热解毒之效，外加粳米、白糖，更增滋阴补虚的功能，亦可将本方调制成三餐皆受欢迎的半流质饮食。

流行性腮腺炎

什么是流行性腮腺炎

本病俗称"痄腮"，是儿童常见的急性呼吸道传染病。本病以腮腺肿大及疼痛为特征，也可累及舌下腺、颌下腺、胰腺、生殖腺等各种腺体而发生炎变，还可侵犯神经系统。

流行性腮腺炎的治疗

流行性腮腺炎的中医治疗效果较好，辨证要点主要是辨别本病的轻证和重证。轻证一般不发热或发热不高，腮部肿物不坚硬，属温毒在表；重证发热高，腮部肿物坚硬，胀痛拒按，属热毒在里。若出现高热不退，神志昏迷，反复抽风，或睾丸胀痛，少腹疼痛等并发症者，则为变证。

常证

1. 邪犯少阳

主要症状为：轻微发热或不热，一侧或两侧腮部漫肿疼痛（以耳垂为中心），咀嚼不便，或伴头痛，纳少，舌红，苔薄白或淡黄，脉浮数。以有疏风清热、散结消肿之功的银翘散加减治疗。

2. 热毒壅盛

主要症状为：高热，腮部肿胀疼痛（以耳垂为中心），腮部拒按，咀嚼困难，烦躁不安，口渴，或伴头痛，食欲不振，尿少黄赤，舌红，苔黄，脉滑数。以有清热解毒、软坚散结之功的普济消毒饮加减治疗。

变证

1. 邪陷心肝

主要症状为：持续高热，神昏，嗜睡，项强，反复抽风，腮部肿胀疼痛，患处疼痛拒按，头痛，呕吐，舌红，苔黄，脉洪数。以有清热解毒、息风开窍之功的凉营清气汤加减治疗。

2. 毒窜睾腹

主要症状为：多发生在本病后期，腮部肿胀渐消时，一侧或两侧睾丸出现肿胀疼痛，或伴少腹疼痛，舌红，苔黄，脉数。以有清肝泻火、活血止痛之功的龙胆泻肝汤加减治疗。

另外，还有一些其他疗法可以采用，如口服一些中成药，外敷一些有清热解毒作用的药物，通过针灸治疗等也有一定的疗效。西医学的一些对症治疗的方式，对于控制变证的病情较为有效。

流行性腮腺炎的食疗方法

常证食疗方

金银花、连翘、蔗糖

银翘汤

原料: 金银花 24 克,连翘 18 克,蔗糖 20 克,水 800 毫升。

做法: 将金银花和连翘用水浸泡 1 小时,武火煮沸,加入蔗糖,继续蒸煮 10 分钟,去渣,温服,代茶饮。

小解: 金银花性寒味甘,入肺、胃、心、脾经,有清热解毒之功效。临床上常将本药用于外感风热或温病初起的治疗,而本病属中医"温病"之范畴,故可用于治疗本病常证的初起患者。连翘性味苦、微寒,入心、胆经,有清热解毒之功效,临床上常配合金银花治疗外感风热或温病初起之证。蔗糖性味甘、微温,入脾、胃、肺经,有补中缓痛、润肺止咳的功效,常用于治疗中气虚乏、腹中急痛等症。方中加蔗糖,可缓和金银花和连翘的寒凉药性,以防伤正,并可改善本方的口感,更容易让患者接受。

银花薄荷粥

金银花、薄荷、粳米、蔗糖

原料： 金银花 30 克，薄荷 10 克，粳米 200 克，蔗糖 30 克，水 2000 毫升。

做法： 先将粳米用 1000 毫升水煮沸，然后继续蒸煮 30 分钟，将粳米煮烂。将金银花和薄荷用 1000 毫升水浸泡 1 小时，武火煮沸，去渣，取汁后加入到煮烂的粳米中，加入蔗糖，搅匀后蒸煮 10 分钟，粥成。温服，每日三餐代主食口服。

小解： 本方中的金银花有清热解毒之功效。薄荷性凉味辛，入肺、肝经，有疏散风热、清利咽喉、透疹之功效。临床上常将其应用于感冒风热、温病初起有表证者。薄荷可辅助金银花治疗常证患者。外加粳米、蔗糖，可提高患者的口感，有利于患者接受本方，利于疾病的治疗。患者生病期间，咀嚼不便，食用本类流质或半流质饮食较为方便。

三茎饮

茅根、荸荠、莲藕、白砂糖

原料： 茅根（洗净，切段）120 克，荸荠（洗净，去皮，切成小块）120 克，莲藕（洗净，去皮，切成薄片）150 克，白砂糖 30 克，水 2000 毫升。

做法： 将茅根、荸荠、莲藕放入水中，煮沸后加入白砂糖，继续加热 15 ~ 20 分钟，滤汁，温服，早、晚各 1 次，每次 100 毫升。

小解：茅根性寒味甘，入肺、胃经，有清热生津、凉血止血之功效。临床上主要用于热病烦渴、胃热呕哕、肺热咳嗽、血热妄行、吐衄尿血等症的治疗。热毒壅盛证后期往往体内热毒会灼伤人体阴津，甚至迫血妄行，如果只是一味地清热，往往不会取得最佳的效果。本药的清热生津、凉血之功效治疗本病较为合适。荸荠性味甘、微寒，有止渴泻热、温中益气、消风毒、除胸中实热之功效。莲藕味甘，性寒，入心、脾、胃经，具有清热生津、凉血散瘀、健脾和胃的功效，主治热病烦渴、吐血、衄血。茅根、荸荠和莲藕这三种可作为食物的中药，相互作用，共奏清热解毒、滋阴凉血之功，用于治疗流行性腮腺炎的热毒壅盛证。这三种食品均为植物的地下块茎，故称"三茎汤"。为增加本方的口感，加白砂糖以调之。

变证食疗方

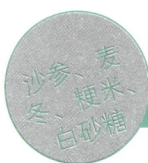

沙参麦冬粥

原料：沙参 24 克，麦冬 24 克，粳米 120 克，白砂糖 30 克，水 2000 毫升。

做法：将粳米加入到 1000 毫升的水中，煮沸后继续蒸煮 30 分钟，将粳米煮烂。将沙参、麦冬用 1000 毫升水浸泡 1 小时，武火煮沸，文火继续煮 30 分钟，滤渣，取汁，加入到煮烂的粳米中，调入白砂糖，搅匀后煮开，粥成。每日三餐代主食温服，服至患者痊愈。

小解：沙参性味甘、微寒，入肺、胃经，有润肺止咳、养胃生津之功效。临床主要应用于肺虚有热、干咳少痰、胃阴耗伤、津少口渴等症。麦冬性味甘、微苦、微寒，入心、肺、胃经，有清心润肺、养胃生津之功效。临床上主要应用于肺阴受伤、燥咳、咯血、心烦不安、津少口渴等症。沙参、麦冬两味药配伍主要用于治疗阴津损伤的津少口渴之证。方中加入粳米、白砂糖，可提高患者的口感，固护胃气，补充人体所需的营养。

黄芪丹参饮

原料：黄芪 30 克，丹参 15 克，蔗糖 20 克，水 1500 毫升。

做法：黄芪、丹参用水浸泡 1 小时后煮沸，文火煮 40 分钟，取汁，加入蔗糖，每日两次，早、晚各 1 次，每次 100 毫升，服至患者痊愈。

小解：黄芪性味甘、微温，入脾、肺经，有补气升阳、固表止汗、托疮生肌、利水退肿之功效。在临床上主要应用于气虚衰弱、倦怠乏力、中气下陷、脱肛、子宫脱垂、表虚不固、气血不足等症。丹参性味苦、微寒，归心、肝经，有活血调经、凉血消痈、安神之效，可以辅助黄芪，共奏补气补血、活血化瘀之功。外加蔗糖，可和胃调中。

肺结核

肺结核俗称"痨病",是结核杆菌侵入呼吸系统而引起的感染,是青少年容易发生的一种慢性消耗性传染病。一年四季均可发病。常见的临床表现为咳嗽、咯痰、咯血、胸痛、低热、乏力、食欲减退等局部及全身症状。主要经呼吸道传播,传染源主要是活动性肺结核患者。新中国成立后,人们的生活、医疗水平不断提高,结核病已基本得到控制。但是近年来,随着环境变化和艾滋病的传播,结核病又有抬头的趋势。

肺结核的治疗

中医学中,肺结核归"肺痨"的范畴,认为致病因素不外乎内、外两端。外因系指痨虫传染,内因系指正气虚弱,两者往往互为因果。痨虫蚀肺,耗损肺阴,进而演变发展,可致阴虚火旺,或导致气阴两虚,甚则阴损及阳。根据其病因病机,我们总结出了以下辨证论治方法:

1. 肺阴亏损证

主要症状:干咳,或咯少量黏痰,或痰中带有血丝,胸部闷痛,午后手足心热,或见少量盗汗,疲倦乏力,食欲不振,舌边尖红，苔薄白，脉细数。本证为阴虚肺燥，肺失滋润，肺伤络损所致。可用滋阴润肺的月华丸加减治疗本病。

2. 虚火灼肺证

主要症状：呛咳气急，咯血，血色鲜红，混有泡沫痰涎，午后潮热，骨蒸，五心烦热，颧红，盗汗，口渴，心烦，失眠，急躁易怒，形体日益消瘦，舌干而红，苔薄黄而剥，脉细数。本证为肺肾阴伤，水亏火旺，燥热内灼，络损血溢而致。可用滋阴降火的百合固金汤合秦艽鳖甲散加减治疗。

3. 气阴耗伤证

主要症状：咳嗽无力，气短声低，咳痰清稀色白，量较多，咯淡红色血，午后潮热，伴有畏风，怕冷，自汗与盗汗均可见，纳少神疲，便溏，颧红，舌质光淡，边有齿印，苔薄，脉细弱而数。本证因阴伤气耗，肺脾两虚，肺气不清，脾虚不健而致。以益气养阴的保真汤或参苓白术散加减治疗。

4. 阴阳虚损证

主要症状：咳逆喘息，少气，咳痰色白有沫，或夹血丝，血色暗淡，午后潮热，自汗或盗汗，面浮肢肿，心慌，唇紫，形寒，肢冷，消瘦，舌质光淡隐紫，苔黄而剥，少津，脉微细而数，或虚大无力。本证因阴伤及阳，精气虚竭，肺、脾、肾俱损而致。以滋阴补阳的补天大造丸加减治疗。

西医学认为，本病的治疗主要分为药物治疗和一般治疗。①药物治疗：治疗肺结核的药物主要有异烟肼、链霉素、利福平和乙胺丁醇等。需根据病情，由医生指导用药。②一般治疗：注意休息，适当加强体育锻炼，增加营养，以增强抵抗能力。

肺阴亏损证食疗方

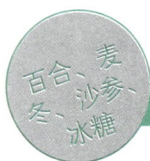

百合、麦冬、沙参、冰糖

百合麦冬饮

原料：百合（洗净，切片）30 克，麦冬（洗净，切片）30 克，沙参（洗净，切片）10 克，冰糖 30 克，水 1500 毫升。

做法：将百合、麦冬、沙参加入到水中煮沸，继续用文火煮 40 分钟，去渣取汁，加入冰糖混匀，冰糖溶化后可口服。本方可代茶饮，服至肺阴虚的症状消失为止。

小解：百合性味甘、微寒，入心、肺经，有润肺止咳、宁心安神之效。在临床上常应用于肺燥、肺热咳嗽、热病后余热未清、神思恍惚等症，在本方中其可用于治疗肺结核之虚热证。麦冬性味甘、微苦、微寒，入心、肺、胃经，可清心润肺，养胃生津。在临床上常应用于肺阴受伤、燥咳、咯血、心烦不安、津少口渴等症。沙参性味甘、微寒，入肺、胃经，有润肺止咳、养胃生津之效。在临床上常应用于肺虚有热、干咳少痰、胃阴耗伤、津少口渴等症。冰糖性味甘、平、微寒，入肺、脾经，有补中益气、和胃润肺、止咳化痰、养阴止汗之效。麦冬、沙参与冰糖这三味药均有养阴生津之效，合用更可在百合的基础上，治疗肺阴亏损之证。

虚火灼肺证食疗方

滋阴甲鱼汤

原料： 甲鱼（宰杀，洗净）1 只，知母（洗净，切片）15 克，川贝（洗净，打碎）15 克，生地（洗净，切片）20 克，葱、姜、盐、油、料酒少许，水足量。

做法： 先将知母、川贝、生地加入到 1000 毫升水中，煮沸后继续加热蒸煮 40 分钟，去渣取汁，备用。将油烧热，加入甲鱼爆炒至可闻及香味时，加入葱、姜、盐、料酒以及备用的药汁，煮沸后继续蒸煮 40 分钟（水过少时，可加入一定量的开水，以防糊锅）。本方可直接当作三餐的菜肴食用，但由于造价较高，可 1 周食用 1 次。

小解： 生鳖甲性味咸、平，入肝、脾、肾经，有滋阴潜阳、散结消痞之效。在临床上常应用于肾阴不足、潮热盗汗、阴虚阳亢、热病伤阴、阴虚风动等症。本方中的甲鱼身体内含有完整的生鳖甲，有良好的滋阴之效。知母性味苦、寒，入肺、胃、肾经，有清热泻火、滋肾润燥之效。在临床上常应用于温热病、肺胃实热、阴虚发热、虚劳咳嗽及消渴等症。川贝性味苦、甘、微寒，入心、肺经，有止咳化痰、清热散结之效。在临床上常应用于肺虚久咳、痰少咽燥、外感风热咳嗽、郁火痰结咳嗽、咯痰黄稠等症。生地性寒，味甘、苦，入心、肝、肾经，有清热凉血、生津之效。在临床上常应用于热病热邪入营，舌绛口渴，或身发斑疹，或阴虚火旺，咽喉燃肿，以及血热妄行引起的吐血、衄血等症。知母、川贝、生地这三味药均

123

有清热泻火之效，配合鳖甲可有效祛除肺热，滋阴润燥。如果患者经济条件允许，可经常食用。

气阴耗伤证食疗方

山药、黄芪、沙参、冰糖、粳米　**山药沙参粥**

原料：山药 50 克，黄芪 15 克，沙参 20 克，冰糖 30 克，粳米 150 克，水 1500 毫升。

做法：将黄芪和沙参加入到 500 毫升水中，煮沸后，用文火蒸煮 40 分钟，去渣取汁，备用。将粳米和山药加入 1000 毫升水中，煮沸后，用文火蒸煮 40 分钟，加入备用的药汁及冰糖，煮沸，粥成。本方可代三餐主食食用，温服，服至患者痊愈。

小解：山药性味甘、平，入肺、脾经，有补脾胃、益肺肾之功效。在临床上常应用于脾胃虚弱、食少体倦、泄泻、肺虚久咳、肾虚梦遗滑精、小便频数等症。黄芪性味甘、微温，入脾、肺经，有补气升阳、固表止汗、托疮生肌、利水退肿之效。在临床上常应用于气虚衰弱、倦怠乏力、中气下陷、脱肛、子宫脱垂、表虚不固的自汗等症。沙参性味甘、微寒，入肺、胃经，有润肺止咳、养胃生津之效。在临床上常应用于肺虚有热、干咳少痰、胃阴耗伤、津少口渴等症。本方中的山药和黄芪以补肺气为主，沙参可滋肺阴，共用可有效治疗肺结核之气阴耗伤证。

阴阳虚损证食疗方

冬虫夏草炖乳鸽

原料: 冬虫夏草9克,木耳(水泡好,洗净)30克,枸杞子15克,乳鸽(宰杀好,洗净)1只,葱、姜、盐、油、料酒少许,水足量。

做法: 将冬虫夏草和枸杞子放入乳鸽的体内,将木耳、葱、姜、盐、油、料酒以及可以没过乳鸽的水,均加入到砂锅内,武火煮沸后,文火蒸煮50分钟,可当作三餐菜肴食用,服至患者痊愈。

小解: 冬虫夏草性味甘、平,归肺、肾经,有益肾壮阳、补肺平喘、止血化痰之效。临床上常用于治疗肺虚或肺肾两虚之久咳虚喘、劳嗽痰血等症。枸杞子性味甘、平,入肝、肾经,有补肾益精、养肝明目之效。在临床上常应用于肝肾不足之遗精、腰膝酸痛、头晕、目眩等症。

悄悄话

冬虫夏草与枸杞子共用有滋肺补肾之效,以其为辅料做菜有助于治疗阴阳虚损之肺结核。

流行性出血性结膜炎

什么是流行性出血性结膜炎

流行性出血性结膜炎俗称"红眼病"，是一种常见的眼科传染病。根据致病原因，可分为细菌性结膜炎和病毒性结膜炎两类。两者在临床表现上很相似，但从传染性和危害上看，以病毒性结膜炎为重。该病全年均可发生，以春、夏季节多见。流行性出血性结膜炎是通过接触传染的眼病，如接触患者用过的毛巾、洗脸用具、游泳池的水、公用的玩具等，均有可能造成本病的间接传播。因此，该病常在幼儿园、学校等集体单位广泛传播。

流行性出血性结膜炎的治疗

中医称本病为"暴风客热"或"天行赤眼"，一般为外感风热邪毒所致，主要症状有发热，畏风，面红目赤，易流泪，头痛，舌红，苔黄，脉洪。故宜祛风散邪，清热解毒。常用银翘解毒散加减治疗本病。治疗本病的常用药物有金银花、连翘、牛蒡子、决明子、菊花等。另外，一些有清热明目作用的食品，如鸭肉、黑鱼、荸荠、藕、梨、香蕉等，平时多吃一些，对本病的恢复有较好的作用。

得了红眼病后要积极治疗，一般要求要及时、彻底、坚持。一经发现，立即治疗，不要中断，症状完全消失后仍要继续治疗 1 周，以防复发。如果不及时治疗，有的则转成慢性结膜炎。

西医也有一些好的治疗方法：患眼分泌物较多时，宜用适当的冲洗剂（如生理盐水）冲洗结膜囊，每日 3 次。如为细菌感染，可选用抗生素眼药水（如氯霉素眼药水）滴眼，根据病情的轻重，可每日多次使用。晚上睡前可涂抗生素眼膏，如红霉素或四环素眼药膏，每次使用前需将患眼分泌物擦洗干净，以提高疗效。对混合病毒感染的结膜炎，除应用以上药物治疗外，还可使用抗病毒眼药水。

流行性出血性结膜炎食疗方

菊花、甘草、冰糖

菊花甘草饮

原料： 菊花 20 克，甘草 6 克，冰糖 15 克，水 500 毫升。

做法： 将菊花、甘草加入到水中，武火煮沸，继续加热 10 分钟，加入冰糖，溶化后即成。需温服，代茶饮。

小解： 菊花性味甘、苦、微寒，入肺、肝经，有疏散风热、明目、清热解毒、平肝阳之效。在临床上常应用于外感风热、发热、恶寒、目赤肿痛、疮疡肿痛以及肝阳上亢引起的头晕、目眩、头胀、头痛等症。甘草性味甘、平，入十二经，有补中益气、泻火解毒、润肺祛痰、缓和药性、缓急止痛之效。在临床上常应用于脾胃虚弱、气血不足、疮疡肿毒、咽喉肿痛、咳嗽气喘、腹中挛急作痛等症。二者合用可有效起到清热解毒、疏肝明目之效，配合冰糖，更增本品的口感，可有助于红眼病患者的视力恢复。

鲜桑叶、猪肝 桑叶炒猪肝

原料： 鲜桑叶（洗净，切片）50 克，猪肝（洗净，切片）200 克，葱（洗净，切段）10 克，姜、油、盐少许。

做法： 将油放入锅中烧热，将葱花加入油锅中炒至微焦，将猪肝放入，猪肝炒熟后，加入鲜桑叶、姜丝、少量调味用的盐，翻炒约 5 分钟，菜熟后即可。本品可直接当作餐桌上的菜肴食用，需温食。

小解： 桑叶性味苦、甘、寒，入肺、肝经，有疏散风热、清肝明目之效。在临床上常应用于治疗外感风热、头痛、咳嗽以及目赤肿痛等症。猪肝性味甘、苦、温，有补肝明目、养血之效。在临床上常用于治疗血虚萎黄、夜盲、目赤、浮肿、脚气等证。两者配合，可有疏散风热、养肝明目之效，是临床上常用的明目之方。

苦瓜银花饮

原料：青苦瓜（洗净，切小块）200 克，银花 20 克，冰糖 30 克，水 1500 毫升。

做法：将苦瓜、金银花加入到水中，武火煮沸后加入冰糖，继续蒸煮 20 分钟，去渣取汁，温服，1 日 2 次，每次 100 毫升。

小解：青苦瓜性寒，味苦，有祛暑解热、明目清心之效，常用于治疗疮疡、疖子、目赤、咽喉痛、急性痢疾等症。金银花性味甘、寒，入肺、胃、心、脾经，有清热解毒之效。在临床上常应用于外感风热、温病初起、疮痈肿毒、咽喉肿痛、热毒引起的泻痢便血等症。

悄悄话

苦瓜与金银花同用，可有清热解毒、明目之效，适于风热症状明显的本病患者食用。

急性细菌性痢疾

什么是急性细菌性痢疾

急性细菌性痢疾是一种因感染细菌而引起的急性传染性消化道疾病。本病潜伏期短，一般为 1~2 天，整个病程约 1~2 周。典型病例的主要临床症状为：恶心、呕吐、腹痛、发热，伴有赤脓血便、里急后重。

急性细菌性痢疾的预防

急性细菌性痢疾在病前 1 周内多有不卫生的饮食史或接触史，主要发生在食用了痢疾杆菌污染的食物之后。本病常在集体供餐的单位出现暴发疫情，特别是不规范的小型学校、打工子弟学校等。在这些学校中，引起本病的主要原因是：学校食堂不规范，缺少监督，不能按要求消毒，不能提供新鲜、干净的食品；学生的卫生习惯不好，不能做到饭前便后洗手，饮食地点比较乱，有经常将手指放到口中的习惯等。本病对人群普遍易感，人群越多、越乱的地方，越容易传播。

急性细菌性痢疾的传染源是急性细菌性痢疾患者和带菌者，痢疾杆菌随患者的粪便排出体外，经一些途径污染别人的食品，这些途径可包括：患者便后未好好洗手，直接碰触了别人的食品；厕所的苍蝇飞到了食堂；污水污染了饮用水等。被污染的食品被别人吃了，就会造成急性细菌性痢疾的发生。

其实，要想阻止学校急性细菌性痢疾暴发疫情的发生，只需在以下方面下工夫即可。首先隔离传染源，我们要将急性细菌性痢疾患者隔离，需要隔离至患者症状完全消失以后才能上学。痢疾杆菌在外界环境下，常温下可生存数天，甚至几十天，并可在一些水果、肉类制品上繁殖，所以我们要将可加热食用的食物充分加热，方能食用。水果类等不需加热的食品，也需仔细、反复用流动水冲洗后才可食用。每一个孩子吃东西之前、大便之后都要洗干净手，平时不要将文具、玩具或手指等不卫生的物体往嘴里放。学校食堂工作人员的身体状况要监督，如有急性细菌性痢疾患者则需隔离，食堂要注意灭苍蝇工作的部署、实施。另外，家长也要注意，如果发现孩子出现恶心、呕吐、腹泻、发热等症状，需及时带孩子到医院诊治，如果诊断为急性细菌性痢疾，则需隔离，待病愈后在负责学校的地段保健科开具复课证明后，方可返校继续上学。

急性细菌性痢疾的治疗

对于本病的治疗，主要包括抗菌治疗、对症治疗和一般治疗。抗菌治疗时可以使用黄连素、头孢类抗生素等药物，注意不要使用一些儿童禁用的药物。对症治疗主要包括积极控制高热，可采用药物降温法与物理降温法。出现脱水的患者可口服补液盐水。在本病的恢复期，可口服肠黏膜保护剂与微生态调节剂，以减轻腹泻。一般在治疗中，我们要注意让患者好好休息，多喝开水，正常饮食。

中医学中，本病归属"痢疾"的范畴。痢疾虽有外感与饮食之不同，但两者可相互影响，往往内外交感而发病。病位在肠，与脾、胃密切相关，症状较重者可涉及肾。本病的主要辨证分型为：湿热痢、疫毒痢、寒湿痢、阴虚痢、虚寒痢、休息痢六种分型。

1. 湿热痢

主要症状为：腹部疼痛，里急后重，痢下赤白脓血，黏稠如胶冻，腥臭，肛门灼热，小便短赤，舌苔黄腻，脉滑数。病机为：湿热蕴结，熏灼肠道，气血壅滞。治以清肠化湿、调气和血之芍药汤加减治疗。

2. 疫毒痢

主要症状为：起病急骤，痢下鲜紫脓血，腹痛剧烈，后重感特著，壮热口渴，头痛烦躁，恶心呕吐，甚者神昏惊厥，舌质红绛，舌苔黄燥，脉滑数或微欲绝。病机为：疫邪热毒，壅盛肠道，燔灼气血。治以清热解毒、凉血除积之白头翁汤合芍药汤加减治疗。

3. 寒湿痢

主要症状为：腹痛拘急，痢下赤白黏冻，白多赤少，或为纯白冻，里急后重，口淡乏味，脘胀腹满，头身困重，舌质或淡，舌苔白腻，脉濡缓。病机为：寒湿客肠，气血凝滞，传导失司。以温中燥湿、调气和血之不换金正气散加减治疗。

4. 阴虚痢

主要症状为：痢下赤白，日久不愈，脓血黏稠，或下鲜血，脐下灼痛，食少，心烦口干，至夜加剧，舌红绛，少津，苔少或花剥，脉细数。病机为：阴虚湿热，肠络受损。以养阴和营、清肠化湿之黄连阿胶汤合驻车丸加减治疗。

5. 虚寒痢

主要症状为：痢下赤白清稀，无腥臭，或为白冻，甚则滑脱不禁，肛门坠胀，便后更甚，腹部隐痛，缠绵不已，喜按喜温，形寒畏冷，四肢不温，食少神疲，腰膝酸软，舌淡，苔薄白，脉沉细而弱。病机为：脾肾阳虚，寒湿内生，阻滞肠腑。以温补脾肾、收涩固脱之桃花汤合真人养脏汤加减治疗。

6. 休息痢

主要症状为：下痢时发时止，迁延不愈，常因饮食不当、受凉、劳累而发，发时大便次数增多，夹有赤白黏冻，腹胀食少，倦怠嗜卧，舌质淡，苔腻，脉濡软或虚数。病机为：病久正伤，邪恋肠腑，传导不利。以温中清肠、调气化滞之连理汤加减治疗。

急性细菌性痢疾的食疗方法

湿热痢食疗方

佩兰郁金饮

佩兰、郁金、白砂糖

原料：佩兰 15 克，郁金 15 克，白砂糖 20 克，水 600 毫升。

做法：将佩兰、郁金加入到水中，武火煮沸，继续蒸煮

20 分钟，去渣取汁，调入白砂糖，搅匀，代茶饮，服至湿热症状消失。

小解：佩兰性味辛、平，归脾、胃经，有化湿醒脾、解暑之效。在临床上常应用于湿阻脾胃、脘腹胀满、湿温初起、暑湿等症。郁金性味辛、苦、寒，归心、肺、肝经，有活血止痛、疏肝解郁、凉血清心、利胆退黄之效。在临床上常应用于经行腹痛、月经不调、癥瘕结块、湿温病神志不清、黄疸等病症。两者配合可起到清利肠道、化湿醒脾之效，有助于缩短病程，减小本病伤阴的可能性。

疫毒痢食疗方

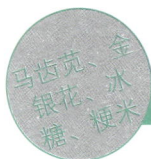

马齿苋、金银花、冰糖、粳米　马齿苋银花粥

原料：马齿苋（洗净，切段）200 克，金银花 12 克，冰糖 30 克，粳米 100 克，水 1500 毫升。

做法：先将金银花加入到 500 毫升水中，武火煮沸，继续加热 10 分钟，去渣取汁，备用。将马齿苋、粳米加入到 1000 毫升水中，加热煮沸，文火蒸煮约 30 分钟，加入备用的药汁及冰糖，煮沸，粥成。本粥可代三餐主食食用，服至患者退热。

小解：马齿苋性味寒、甘、酸，入心、肝、脾、大肠经，有清热解毒、凉血止血之效。在临床上主要用于治疗热毒泻痢、热淋、尿闭、赤白带下、崩漏、痔血等症。金银花性味甘、寒，入肺、胃、心、脾经，有清热解毒之效。在临床上常应用于外感风热或温病初起、疮痈肿毒、咽喉肿痛、热毒引起的泻痢便血等症。本方两味主药配合，可起到清热解毒、凉血止痢的作用。

寒湿痢食疗方

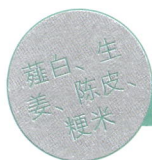

薤白、生姜、陈皮、粳米

薤白粥

原料：薤白 12 克，生姜 15 克，陈皮 12 克，粳米 150 克，水 1500 毫升。

做法：将薤白、生姜、陈皮加入到 500 毫升水中煮沸，继续蒸煮 20 分钟，去渣取汁，备用。将粳米加入到 1000 毫升水中煮沸后，再蒸煮约 30 分钟，将粳米煮烂，加入备用的药汁，煮沸，粥成。本方可代三餐主食食用，温服至症状消失。

小解：薤白性味辛、苦、温，归肺、胃、大肠经，有通阳散结、行气导滞之效。临床上常用于治疗胸痹、泻痢里急后重等症。生姜性味辛、微温，入肺、脾、胃经，有发汗解表、温中止呕、解毒之效。在临床上主要用于治疗风寒感冒、发热、恶寒、胃寒呕吐、中鱼蟹毒、呕吐腹泻等症。陈皮性味辛、苦、温，归脾、肺经，有行气除胀满、燥湿化痰、健脾和中之效。在临床上常应用于胸腹胀满、湿阻中焦、脘腹痞胀、便溏泄泻、脾虚饮食减少、消化不良、恶心呕吐等症。这三味药配合，可有温中散寒、化湿行气止痢之效。

阴虚痢食疗方

芩芍饮

原料： 黄芩（洗净，切片）15 克，赤芍 15 克，茅根（切段）15 克，冰糖 20 克，水 1500 毫升。

做法： 将黄芩、赤芍、茅根加入到水中，武火煮沸，继续加热蒸煮 20 分钟，去渣取汁，将冰糖加入到药汁中，混匀，煮沸，粥成。温服，代茶饮。

小解： 黄芩性味苦、寒，入心、肺、胆、大肠、小肠经，有清热燥湿、泻火解毒、安胎之效。在临床上常应用于湿温发热，胸闷，口渴不欲饮，湿热泻痢，黄疸，热病高热烦渴，或肺热咳嗽，或热盛迫血外溢的吐血、衄血、便血、崩漏，以及热毒疮疡等症。赤芍性味苦、微寒，入肝经，有清热凉血、活血散瘀之效。在临床上常应用于温热病热入营血、发热、舌绛、身发斑疹、血热妄行、吐血、衄血、经闭、跌仆损伤、疮痈肿毒等气血瘀滞之症。茅根性甘、寒，入肺、胃经，有清热生津、凉血止血之效。临床上常用于治疗热病烦渴、胃热呕哕、肺热咳嗽等症。本方的三味药合用，可有清热、凉血、生津之效，有助于本病的治疗。

虚寒痢食疗方

肉桂、干姜、粳米

桂姜粥

原料：肉桂（洗净）10 克，干姜（洗净）10 克，粳米 200 克，水 1000 毫升。

做法：将肉桂、干姜、粳米加入到水中，武火煮沸，继续蒸煮 30 分钟，粥成。每日三餐可代替主食服用，服至症状消失。

小解：肉桂性味辛、甘、大热，入肝、肾、脾经，有温中补阳、散寒止痛之效。在临床上常应用于肾阳不足、畏寒肢冷、脾阳不振、脘腹冷痛、食少溏泻、久病体弱、寒痹腰痛、经行腹痛等症。干姜性味辛、温，入心、肺、脾、胃、肾经，有温中回阳、温肺化痰之效。在临床上常应用于脾胃虚寒、呕吐泄泻、脘腹冷痛、阴寒内盛、肺寒咳嗽等症。本方中的两味药配合，可有温中补阳、散寒止痢之效。

休息痢食疗方

党参、薏苡仁、粳米、白砂糖

党参薏米粥

原料：党参 30 克，薏苡仁 50 克，粳米 150 克，白砂糖

137

30 克，水 1500 克。

做法：先将党参加入到 500 毫升水中，武火煮沸，文火蒸煮 40 分钟，去渣取汁，备用。将薏苡仁、粳米加入到 1000 毫升水中煮沸，继续蒸煮 30 分钟，加入备用的药汁及白砂糖，混匀，煮沸，粥成。本方可代三餐主食食用，温服，服至患者痊愈。

小解：党参性味甘、平，入脾、肺经，有补中益气之效。在临床上常应用于气虚不足、倦怠乏力、气急喘促、脾虚食少、面目浮肿、久泻脱肛等症。薏苡仁性味甘、淡、微寒，归脾、肾、肺经，有利水渗湿、健脾除痹、排脓消痈之效。临床上常用于治疗水肿、脚气、湿温、肺痈、肠痈等症。

悄悄话

方中两种药物相配，有补气健脾、利水渗湿之效，可有效提高人体的抵抗力，对休息痢的治疗有很大的帮助。

急性病毒性肝炎

急性病毒性肝炎主要包括粪－口传播的甲肝、戊肝，以及血液传播的急性乙肝、急性丙肝。这四种类型的急性肝炎均有相似的饮食治疗方法。

急性病毒性肝炎是指肝炎病毒感染人体而导致肝脏出现急性炎性病变的疾病。肝炎病毒的主要分型为：甲肝病毒、乙肝病毒、丙肝病毒、丁肝病毒、戊肝病毒。常规意义上的急性肝炎指的是：甲肝、戊肝、急性乙肝、急性丙肝四种。甲肝病毒、戊肝病毒主要通过消化道传播感染人体。乙肝病毒、丙肝病毒主要以血液传播的形式感染人体，当然，具体形式上还可包括性传播、母婴传播等隐匿的血液传播形式。丁肝病毒属于缺陷病毒，正常情况下不传播，只有乙肝病毒感染者才有可能并发感染丁肝病毒。

急性肝炎中的甲肝、戊肝如何预防

甲肝的传染源主要是甲肝感染者，戊肝的传染源主要是戊肝感染者。两种肝炎有不同的病原体，感染后均可获得一定的免疫力，但前者可获得长久的免疫力，而后者只能获得短期免

139

疫力，二者之间无交叉免疫。

现在国家为保护易感人群，在婴儿中普种甲肝疫苗，效果较好。

甲肝、戊肝的传播途径相似，两者的潜伏末期和黄疸出现前数日是病毒排泄高峰，这个时期传染性最强。患者直接接触的食物、苍蝇来回飞等，均可将病毒传播到别的食物中去。患者的粪便、呕吐物未经过很好的消毒处理，就会污染周围的食物、水源等。一旦易感者食用了被甲肝或戊肝病毒污染的饮水或食物等，均可被感染，从而引起甲肝或戊肝暴发或散发。所以，中学生们（特别是住宿制的）要注意饮食，尽量在正规的食堂吃饭，减少感染这两种肝炎的机会。

一些螺蛳、贝壳、螃蟹等食物，本身生长在水中，常携带甲、戊肝病毒，食用时一定要煮熟蒸透，杜绝生吃、半生吃这类食物。

甲肝、戊肝的治疗

本病属于中医"阳黄"的范畴。阳黄以湿热疫毒为主，其中有热重于湿、湿重于热、胆腑郁热与疫毒炽盛四种辨证分型。

1. 热重于湿证

主要症状：身目俱黄，黄色鲜明，发热口渴，或见心中懊恼，腹部胀闷，口干而苦，恶心呕吐，小便短少黄赤，大便秘结，舌苔黄腻，脉象弦数。病机为：湿热熏蒸，困遏脾胃，壅滞肝胆，胆汁泛溢。以清热通腑、利湿退黄之茵陈蒿汤加减治疗。

2. 湿重于热证

主要症状：身目俱黄，黄色不及前者鲜明，头重身困，胸脘痞满，食欲减退，恶心呕吐，腹胀或大便溏垢，舌苔厚腻微黄，脉象濡数或濡缓。病机为：湿遏热伏，困阻中焦，胆汁不循常道。以利湿化浊运脾、佐以清热之茵陈五苓散合甘露消毒丹加减治疗。

3. 胆腑郁热证

主要症状：身目发黄，黄色鲜明，上腹、右胁胀闷疼痛，牵引肩背，身热不退，或寒热往来，口苦咽干，呕吐呃逆，尿黄赤，大便秘结，舌红苔黄，脉弦滑数。病机为：湿热郁滞，脾胃不和，肝胆失疏。以疏肝泻热、利胆退黄之大柴胡汤加减治疗。

4. 疫毒炽盛证

主要症状：发病急骤，黄疸迅速加深，其色如金，皮肤瘙痒，高热口渴，胁痛腹满，神昏谵语，烦躁抽搐，或见衄血、便血，或肌肤瘀斑，舌质红绛，苔黄而燥，脉弦滑或数。病机为：湿热疫毒炽盛，深入营血，内陷心肝。以清热解毒、凉血开窍之《千金》犀角散加减治疗。

西医治疗：甲肝、戊肝的治疗主要以患者隔离治疗、适当休息、合理营养为主，不可盲目用药，忌烟酒，防止过度劳累，避免应用损伤肝脏的药物。如有并发症，可针对并发症适当用药。

急性病毒性肝炎的食疗方法

热重于湿证食疗方

茵陈红枣汤
（茵陈、红枣、冰糖）

原料： 茵陈（洗净）50 克，红枣（洗净，切开）10 枚，冰糖 20 克，水 1500 毫升。

做法： 将茵陈、红枣加入水中，武火煮沸，加入冰糖后用文火蒸煮 20 分钟，去渣取汁，灌入暖瓶，温服，1 日 2 次，每次 100 毫升，可服至病愈。

小解： 茵陈性味苦、微寒，归脾、胃、肝、胆经，有清热利湿、退黄疸之效。在临床上常应用于湿热黄疸。大枣性味甘、平，入脾经，有补脾胃、养营安神、缓和药性之效。在临床上常应用于脾胃虚弱、气虚不足、倦怠乏力等症。两者配合，既可清热利湿，又可补气健脾，非常有利于湿热黄疸的治疗。

冬瓜饴糖饮
（冬瓜、饴糖）

原料： 冬瓜（洗净，去皮，切块）500 克，饴糖 100 克，水 1000 毫升。

做法：将冬瓜、饴糖加入到水中，武火煮沸，文火继续蒸煮 1 小时（水不够时，可续白开水），即成。需温服，1 日 2 次，每次 100 毫升，可服至患者痊愈。

小解：冬瓜性凉，味甘、淡，有清热消痰、利水解毒、减肥的效果。饴糖性味甘、微温，入脾、胃、肺经，有补中缓急止痛、润肺止咳之效，在临床上常应用于中气虚乏、腹中急痛等症。两者配合，有清热解毒、利水消肿之效。本品属于食物类的菜品，较一些治疗本病的常用中草药配方效果要弱一些，但本方胜在对人体无毒副作用，可长期服用。所以，对于有漫长恢复期的急性黄疸型肝炎患者来说，服用本方就比较合适了。

湿重于热证食疗方

薏苡仁、粳米、冬瓜、白砂糖

薏米煲冬瓜粥

原料：薏苡仁 50 克，粳米 100 克，冬瓜 100 克，白砂糖 30 克，水 1200 毫升。

做法：将薏苡仁、粳米、冬瓜加入到水中煮沸，继续蒸煮约 1 小时，至粥煮烂时，加入白砂糖混匀，完全溶化后，粥成。本方可代三餐主食食用，温服，服至患者病愈。

小解：薏苡仁性味甘、淡、微寒，归脾、肾、肺经，有利水渗湿、健脾除痹、排脓消痈之效。临床上常用于治疗水肿、脚气、湿温、肺痈、肠痈等症。冬瓜也有清热利湿的功能，两者共用，可有清热解毒、利水渗湿之效。外加粳米和白砂糖，能够补充人体因生病所流失的大量的营养物质，对于本病恢复期有良好的调养作用。

赤小豆、绿豆、鲤鱼

赤小豆鲤鱼汤

原料：赤小豆50克，绿豆30克，鲤鱼（约500克，宰杀，洗净，切成段）1条，葱（洗净，切段）10克，姜（洗净，切丝）10克，水1000毫升，油、细盐、料酒、酱油、胡椒粉少许。

做法：将赤小豆、绿豆加入到水中，武火煮沸，继续蒸煮40分钟，备用。将油烧热，加入鲤鱼块，炒至肉块有香味飘出，再加入葱、姜、料酒、酱油、胡椒粉以及备用的豆汁，煮沸后继续蒸煮10分钟，至鲤鱼蒸熟即可，可加盐少许以调味，但不能太咸。

小解：赤小豆性平，味甘、酸，有利水消种、解毒排脓之效，用于水肿胀满、脚气浮肿、黄疸尿赤、风湿热痹、痈肿疮毒、肠痈腹痛等症的治疗。绿豆性味甘、寒，入心、胃经，有清热解毒、消暑之功效。临床上常用于治疗暑热烦渴、疮毒痈肿等一些有热毒症状的疾病。鲤鱼性平，味甘，有滋补、健胃、利水、催乳之效，适宜于肾炎水肿、黄疸型肝炎、肝硬化腹水、心脏性水肿等病的食疗。三者配合使用，有清热解毒、利湿消肿、健脾益气之效，本品常服有利于黄疸的治疗。

胆腑郁热证食疗方

陈皮瘦肉粥

陈皮、猪瘦肉、粳米

原料：陈皮（洗净，切成条）12克，猪瘦肉（洗净，切成肉丝）60克，粳米120克，盐3克，水600毫升。

做法：把粳米、陈皮放入清水中，用武火煮沸，加入猪瘦肉和盐，再用文火煮45分钟，粥成。食欲较差时，可用本方代主食食用，需温食，可食至患者痊愈。

小解：陈皮性味辛、苦、温，归脾、肺经，有行气除满、燥湿化痰、健脾和中之效。在临床上常应用于胸腹胀满、湿阻中焦、脘腹痞胀、便溏泄泻、脾虚饮食减少、消化不良、恶心呕吐等症。由于本型的黄疸为胆腑郁热证，往往存在明显的气机不畅，使用本方可有效调理患者的气机，健脾益气，补气补血，是辅助治疗本病的良好食品。另外，本品的口感较佳，可当作餐桌上的一味佳肴。

荸荠炖豆腐

荸荠、豆腐、葱、姜

原料：荸荠（洗净，剥好）200克，豆腐200克，葱（洗净，切段）5克，姜（洗净，切丝）5克，水500毫升，油、细盐少许。

做法：将油烧热，将葱花加入到油锅中炒至微焦，加入荸荠和豆腐，翻炒至豆腐的外表出现微黄的焦皮。然后加入姜、水煮沸，文火炖 20 分钟，出锅前加入食盐少许以调味。本品可作为三餐菜肴食用。

小解：荸荠性味甘、微寒，具有清热化痰、开胃消食、生津润燥、明目醒酒之功效，临床上常应用于阴虚肺燥、咳嗽多痰、烦渴便秘等症。豆腐性凉，味甘，归脾、胃、大肠经，有益气宽中、生津润燥、清热解毒、和脾胃、抗癌之效。两种菜品合用，可有清热解毒、固护阴津之效。本病往往因热重而伤阴，本方可有效减少这种情况的发生，可一直食用至患者痊愈。本方对人体有益，常人可食用。

疫毒炽盛证食疗方

西红柿、墨鱼、葱、姜

西红柿墨鱼汤

原料：西红柿（洗净，切块）400 克，墨鱼（宰杀，洗净，切段）300 克，葱（洗净，切段）10 克，姜（洗净，切丝）10 克，水 800 毫升，油、细盐、料酒、酱油少许。

做法：先将油烧热，加入墨鱼块，将肉块基本炒熟后，加入西红柿块，至墨鱼和西红柿均炒熟时，再加入葱、姜、料酒、酱油以及水，蒸煮 20 分钟，加入适量盐调味，汤成。本方可作为餐桌上的菜肴食用，可食用到病愈。

小解：墨鱼肉性味咸、平，有养血滋阴、补气益胃、祛瘀止痛的功效，常用于治疗月经失调、血虚闭经、崩漏、心悸、遗精、耳聋、腰酸肢麻等症。西红柿性微寒，味甘酸，有生津止渴、健胃消食之效，适宜于发热口干、暑热烦渴、食欲不振者食用。两者配合，可有效治疗黄疸之疫毒炽盛证导致的阴津损伤，对于黄疸后期的治疗以及恢复期的身体调养有重要作用。

淡豆豉、田螺、番茄、白糖 豆豉田螺汤

原料： 淡豆豉 30 克，田螺（打碎，将肉取出，洗净）200 克，番茄（洗净，切块）100 克，白糖 10 克，水 800 克，姜 5 克，葱 5 克，盐 5 克，花生油 10 克。

做法： 将田螺肉和水加入高压锅中蒸煮 30 分钟，汤及肉均滤出备用。将油加热，把葱花炒至微焦后，将田螺肉、番茄、姜、白糖加入到锅中翻炒半分钟，再加入田螺汤煮沸 5 分钟，加盐调味，汤成。本方可在三餐中当作菜肴食用，加热后食用，可食至患者痊愈。

小解： 淡豆豉性味辛、甘、微苦、寒，入肺、胃经，有解表除烦之效。临床上常应用于伤风感冒、发热、恶寒、头痛等症。田螺性大寒，味甘、咸，有清热解暑、利尿止渴之效，适宜黄疸、水肿、小便不通、痔疮便血、脚气、消渴、风热目赤肿痛以及醉酒之人食用。西红柿也有生津止渴的功效。三者配合使用，有清热解毒、补益气血、滋阴生津之效。故在临床治疗本病时，配合食用本方可有效促进疾病的治疗与身体的恢复。

慢性病毒性肝炎

在中学生中，常见的肝炎是乙肝、丙肝。本文主要针对这两种常见传染病作一些论述。因为这两种传染病在流行病学、症状、预后、治疗上均有很大的相似之处，就如同前文讲的甲肝、戊肝一样，故本文也将两者对比论述。针对这两种传染病，我们主要从急性肝炎、慢性肝炎、病原携带者3个分型描述。（急性乙肝、急性丙肝的中医治疗及饮食疗法与甲肝、戊肝相同，本文就不再重复该内容，读者直接参考甲肝、戊肝章节即可。）

1. 什么是乙肝

乙肝全名乙型病毒性肝炎，是由乙肝病毒（HBV）引起的、以肝脏炎性病变为主并可引起多器官损害的一种传染病。本病在世界各国均可见，我国的发病人数居世界之首。少数患者可转化为肝硬化或肝癌。乙肝一年四季均可发病。

2. 乙肝的特点

根据患者的临床表现，我们可将乙肝病毒感染者简单分为以下几类：乙肝病毒携带者、急性乙肝患者、慢性乙肝患者。同时，我们以这种分类为基础进行饮食治疗。

急性乙型肝炎早期具有消化道症状，如厌油、食欲减退、恶心、呕吐、腹胀、乏力等。实验室检查 ALT、AST 较高，甚至会超过 1000U/L。病程 2 ~ 4 个月，其病程进展与甲型肝炎相似，但少数患者迁延不愈便会转为慢性肝炎。

若慢性乙型肝炎的病程超过 6 个月，往往是急性乙型肝炎转化而来，也有可能是乙肝病毒携带者病情变化而出现肝炎症状。慢性乙肝起病缓慢，症状较急性乙肝为轻，实验室检查 ALT、AST 数值高于参考值，但往往不会特别高。

乙肝病毒携带者跟肝炎患者的区别在于肝功能没有出现异常，肝脏细胞的伤害比较轻微，而且没有明显的肝脏纤维化改变，病情较为稳定。这种情况的感染者在饮食上要尤其注意，一个好的饮食会延缓病情的发展。

3. 什么是丙肝

丙肝在我国的发病率远低于乙肝，但近几年上升速度较快。丙肝患者分为三类：丙肝病毒携带者、急性丙肝患者、慢性丙肝患者。其发病跟乙肝有很多相似之处，但它比乙肝更容易发展为肝硬化、肝癌。乙肝治愈后会有长期的免疫力，但丙肝治愈后没有长期的免疫力，可以反复感染。到目前为止，尚无有效的疫苗可以预防丙肝。

治愈丙肝较困难，但我们可以通过合理的饮食有效减缓丙肝的发病速度，减轻症状，辅助药物治疗。

乙肝、丙肝的治疗

乙肝、丙肝在中医学中均属"黄疸"的范畴，黄疸主要分为三类：阳黄、急黄、阴黄。阳黄指的主要是急性肝炎，包括甲肝、戊肝、急性乙肝、急性丙肝等病。急黄多指急性重症肝炎。阴黄多指病程较长，治疗较难的慢性乙肝、慢性丙肝等病。阳黄和急黄的治疗在"甲肝、戊肝"章节中已有涉及，本节主要讲述阴黄的治疗。

1. 寒湿阻遏证

主要症状：身目俱黄，黄色晦暗，或如烟熏，脘腹痞胀，食欲减退，大便不实，神疲畏寒，口淡不渴，舌淡苔腻，脉濡缓或沉迟。其病机为：中阳不振，寒湿滞留，肝胆失于疏泄。以温中化湿、健脾和胃之茵陈术附汤加减治疗。

2. 脾虚湿滞证

主要症状：面目及肌肤淡黄，甚则晦暗不泽，肢软乏力，心悸气短，大便溏薄，舌质淡，苔薄，脉濡细。其病机为：黄疸日久，脾虚血亏，湿滞残留。以健脾养血、利湿退黄之黄芪建中汤加减治疗。

西医治法中，乙肝、丙肝的治疗方法与甲肝、戊肝的区别较大，现介绍如下。

乙肝的常用治疗方法是抗病毒治疗。对于急性乙肝，临床上使用较多的是干扰素或干扰素诱导剂，可降低病毒的复制水平。对于慢性乙肝则常使用免疫调节剂、抗病毒、抗纤维化的药物。

急性丙肝在治疗上和急性乙肝类似，因为急性丙肝和急性乙肝都有可能转为慢性，早期应用抗病毒药可减少这种可能性。抗病毒治疗可选用干扰素，适当的时候加用利巴韦林治疗。慢性丙肝的治疗与慢性乙肝也较相近，需根据病人的具体情况采用相应的治疗方法，包括注意休息、丰富饮食、调节机体免疫力、抗病毒、抗纤维化等治疗方法。

另外，对于乙肝、丙肝患者，需根据不同的症状给予适当的食物对症治疗。如因进食少或呕吐等原因造成的营养不良的患者，可多食用低脂、高蛋白及碳水化合物丰富的食物；缺钾时可多饮用果汁，多食香蕉等含钾丰富的食物。在治疗本病的时候，可能会发现一些难以消除的症状，如恶心、呕吐、腹泻等，大家可尝试使用本文中的食疗方法，往往可以取得意想不到的效果。

在日常生活中，肝炎患者需注意休息，晚上不要熬夜，平时多吃营养丰富的食物，多吃青菜，少吃过于油腻的食品，同时避免饮酒，少用或尽量不用伤肝的药物。

慢性病毒性肝炎的食疗方法

慢性病毒性肝炎，指的主要是中医中所描述的"阴黄"。本文主要总结了"阴黄"的食疗方法。

寒湿阻遏证食疗方

山楂、麦芽、白砂糖

山楂麦芽饮

原料：山楂（洗净，切块）50克，麦芽50克，白砂糖30克，水1500毫升。

做法：将山楂和麦芽加入到水中，武火煮沸，文火继续蒸煮 30 分钟，去渣，取汁服用。需热服，每日两次，每次 100 毫升，可加适量白砂糖以调整口味，需服至患者消化不良的症状消失。

小解：阴黄之寒湿阻遏证患者经常有消化不良的症状。山楂性味酸、甘、微温，归脾、胃、肝经，有消食化积、活血化瘀之效。在临床上常用于治疗食积停滞之证。麦芽性味咸、平，入脾、胃经，有消食和中、回乳之效。在临床上常应用于食积不化、脘闷腹胀、脾胃虚弱、食欲不振等症。两者配合使用，更增其消食导滞之效。

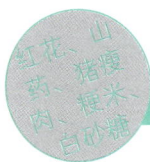

红花山药瘦肉粥

原料：红花 15 克，山药（洗净，削皮，切段）100 克，猪瘦肉（洗净，切条）100 克，粳米 100 克，白砂糖 20 克，盐 3 克，水 1500 毫升。

做法：将红花加入 500 毫升水中，武火煮沸，文火蒸煮 20 分钟，去渣，取汁备用。将山药、猪瘦肉、粳米、白砂糖、盐加入 1000 毫升水中煮沸后，继续蒸煮约 40 分钟，将粳米煮烂，加入备用的红花药汁，煮沸，粥成。本品可代三餐主食食用，需热服。

小解：红花性味辛、温，归肝、心经，有活血祛瘀、辛散温通之效。在临床上常应用于癥瘕结块、疮痈肿痛、跌仆伤痛、风湿痹痛、月经不调、经闭腹痛、产后瘀痛、斑疹色暗等症。配合有补脾胃、益肺肾之功的山药，可有温通经脉、健脾益气的作用，可减轻本病寒湿、消化不良的症状，对本病的辅助治疗较为有效。外加猪瘦肉和粳米，更添补养之效。

脾虚湿滞证食疗方

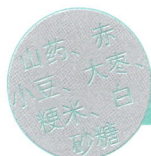

山药赤小豆粥

（山药、赤小豆、大枣、粳米、白砂糖）

原料：山药（洗净，削皮，切段）150 克，赤小豆 50 克，大枣（洗净，切开，将核挖出）10 枚，粳米 150 克，白砂糖 30 克，水 1500 毫升。

做法：将山药、赤小豆、大枣、粳米加入到水中煮沸后，文火蒸煮 40 分钟，将粥煮烂即可。食用时，根据患者的要求调入适量的白砂糖，搅匀，即可服用。本方可代三餐主食服用，需热服，可服至患者痊愈。

小解：山药性味甘、平，入肺、脾经，有补脾胃、益肺肾之功效。在临床上常应用于脾胃虚弱、食少体倦、泄泻、肺虚久咳、肾虚梦遗滑精、小便频数等症。赤小豆性平，味甘、酸，有利水消种、解毒排脓之效。在临床上常用于水肿胀满、脚气浮肿、黄疸尿赤、风湿热痹、痈肿疮毒、肠痈腹痛等症的治疗。大枣性味甘、平，入脾经，有补脾胃、养营安神、缓和药性之效。在临床上常应用于脾胃虚弱、气虚不足、倦怠乏力等症的治疗。三者合用，可有健脾益气、利湿退黄之效。本品可代主食服用，既有治疗黄疸脾虚湿滞证的作用，又可有效补充人体营养的不足。

陈皮木香鸡

原料: 陈皮 12 克,木香 12 克,鸡肉(洗净,切块,酱油 10 毫升浸泡)400 克,香菇 50 克,水 600 毫升,葱(洗净,切段)5 克,姜(洗净,切成丝),料酒 10 克,油、盐、花椒少量。

做法: 将陈皮、木香加入水中,武火煮沸,文火加热 20 分钟,去渣,取汁备用。将油放入炒锅中烧热,将鸡肉加入锅中炒至八成熟,加入香菇、葱、姜、料酒,武火翻炒 1 分钟,加入备用的药汁,煮沸后用文火蒸煮 30 分钟,加盐调味即可。本品可作为餐桌上的菜肴食用,需加热,可食用至患者痊愈。

小解: 陈皮性味辛、苦、温,归脾、肺经,有行气除满、燥湿化痰、健脾和中之效。在临床上常应用于胸腹胀满、湿阻中焦、脘腹痞胀、便溏泄泻、脾虚饮食减少、消化不良以及恶心呕吐等症。木香性味辛、苦、温,归脾、胃、大肠、胆经,有行气止痛之效。在临床上常用于胸腹胀痛、胁肋疼痛及泻痢腹痛等症的治疗。两者合用有行气健脾、燥湿化痰之效,可有效减轻脾虚湿滞的症状。

悄悄话

由于本病日久,患者脾虚湿盛,往往身体虚弱,营养缺乏,故本方加鸡肉、香菇等有滋补之效的食物来调养身体。

常见疾病的食养方案

中暑

中暑是指长时间在高温的环境中，人体出现体温调节障碍，主要表现为水、电解质代谢紊乱及神经系统功能的损害。中暑主要发生在暑热天气、湿度大以及无风的环境中。

本病在中学生中的发病率较高，特别是每年夏天的高考前后。

中暑有什么特点

中暑在医学上可分为热痉挛、热衰竭和热射病，三者在临床症状上有明显的区别。

（1）热痉挛多数是在高温环境下进行剧烈运动并且大量出汗后发生。活动停止后发生肌肉痉挛（主要累及骨骼肌），持续约数分钟后自动缓解，此过程中并无明显的体温升高。热痉挛也常为热射病的前期表现。

（2）热衰竭在中学生中也常出现。人体面对较热的环境时，为降温而大量出汗，从而导致体液和体内钠丢失过多而引起循环容量不足。主要表现为多汗、乏力、头痛、头晕、恶心、呕吐和一些热痉挛的症状，可有明显的脱水症状。本型可认为是热痉挛更严重的发展，主要区别是体温有轻度升高，但尚无明显的中枢神经系统损伤的表现。热衰竭可以说是热痉挛的加重，也可以说是热射病的基础病，若治疗不及时可加重为热射病。

（3）热射病是3种分型中最严重的一种，是一种可致命性急症，较为危急，主要表现为高热和神志障碍，这跟前两种分型有质的区别。因为持续闷热会使人的皮肤散热功能下降，而且红外线可穿透我们的皮肤而直达肌内深层，体内热量不能发散出来，此时热量集聚在脏器及肌肉组织，引起皮肤干燥、肌肉温度升高，导致汗出不来，进而伤害到中枢神经，继而影响到全身各器官组织的功能，可出现局部肌肉痉挛、高热、无汗、口干、昏迷、血压升高、咳嗽、哮喘、呼吸困难、甚至呼吸衰竭等现象，是中暑最严重的一种类型。如果处理不及时，随着病情的发展，会影响到脑、肝、肾和心脏等，要谨慎处理。

中暑在中学生阶段发生较多。中学生阶段是人生中重要的阶段，也是孩子们较累的阶段，各位家长都很关注孩子的学习。我们要注意孩子的学习环境，特别是暑期室内温度不要过高。我们要本着"未病先防，既病防变"的原则来处理中暑。

在饮食上，医学前辈们给我们留下了很多可以预防中暑或减轻中暑症状的食疗方，笔者将其整理出来，希望能给大家带来帮助。

中暑的治疗

（1）迅速将热痉挛和热衰竭患者转移到阴凉通风处休息或

静卧，口服清凉含盐饮料。有周围循环衰竭的患者，应静脉补给生理盐水、葡萄糖溶液和氯化钾。一般患者经治疗后半小时到数小时内即可好转。

（2）热射病患者预后较差，死亡率达 5% ~ 30%，故应立即采取急救措施，包括物理降温、药物降温和对症治疗。

具体来说，若在生活中发现有人有先兆中暑或者轻症中暑表现时，首先要迅速撤离发生中暑的高温环境，到阴凉通风的地方休息，并多喝一些含少量盐分的清凉饮料，还可以在额部或太阳穴处涂抹一些清凉油、风油精等，或服用十滴水、藿香正气水、人丹等祛暑的中药。对于重症中暑患者，除了立即把中暑者从高温环境转移至阴凉通风处外，还应该迅速将其送往医院，同时采取综合措施进行救治。若远离医院，应将病人脱离高温环境，并用湿床单或湿衣服包裹病人，吹强力风扇，或在患者的头部、腋下和腹股沟等处放置冰袋，用冷水、冰水或酒精擦身，以加强散热。但是要特别注意的是，若发现病人发抖，应减缓冷却过程，因为发抖可增加核心体温，使重要脏器的热量不能发散出来，所以应该每 10 分钟测量一次体温，不可将患者的体温降至 38.3℃以下，以免继续降温而导致低体温。

若在户外运动中发现有人出现头痛、发高烧、呕吐或昏倒等中暑症状时，应该赶快急救，以免虚脱而发生不良的后果。首先，迅速将中暑者移到阴凉的地方，松开或脱掉他的衣服，让他舒适地躺着，将患者的头部及肩部垫高；将湿冷的毛巾放在中暑者的额头上，如果有水袋或冰袋更好；将毛巾用凉水浸湿或用酒精沾湿，用来擦拭中暑者全身，以尽快地降低体温到正常水平。在此过程中，应该注意中暑者的生命体征，注意观察其神志和脉搏情况。

中暑的预防

1. 出行要注意躲避烈日

夏日出门前要做好防晒准备，最好避免在上午 10:00 到下午 16:00 长时间在烈日下活动，因为这个时候阳光最强。若要外出，最好打遮阳伞、戴遮阳帽、戴太阳镜，皮肤可涂抹防晒霜，并且随身带一些水和饮料，随时补充水分。家中要准备一些常用的防暑降温药，如十滴水、风油精、藿香正气胶囊等，若要参加户外活动或外出时，最好将其备在身边，可作应急之用。外出时尽量穿棉、麻、丝类、透气性好的衣服。老年人、儿童、孕妇以及有慢性疾病的人，特别是有心血管疾病的人，在天热时要尽可能地减少外出活动。

2. 要及时补充水分，不要等口渴了才喝水

不要等口渴了才喝水，因为出现口渴时表示身体已经缺水了。可以根据气温的高低，每天喝 1.5 ~ 2 升水。出汗较多时可适当喝一些盐水，弥补人体因出汗而失去的盐分。

3. 饮食的注意与禁忌

（1）防中暑饮食

多喝粥：在夏天炎热的时节，人体的脾胃功能相对会减弱，容易出现食欲不振、疲倦等症状，所以夏季喝一些清暑易消化的粥是很好的选择，如绿豆粥、莲子粥等。

多喝汤：夏天人们出汗较多，体液消耗很快，应多喝汤，因为汤既有利于消化，又能及时补充水分，如绿豆汤、酸

梅汤。

多喝茶：夏季人体容易缺钾，这使人感到倦怠疲乏，所以含钾茶水是极好的消暑饮品。研究表明，冷饮只能使口腔周围变冷，但周身不畅、渴感并未消除；而喝茶以后渴感全消，周身觉得很舒畅。可以在茶中适当地放一些盐，这样还能及时补充因为出汗而丢失的盐分，一举两得。

多吃水果：夏天新鲜水果较多，而且一般瓜果味甜多汁，含水量可达 80％～90％，不仅能生津止渴，也能清热解暑，如西瓜、桃子、甜瓜等，均是很好的选择。

多吃蔬菜：夏天的蔬菜，如生菜、西红柿、黄瓜等，其含水量较高，而且富含各种维生素和矿物质，能增强人体的抵抗力。如黄瓜、小白菜等，既可以炒熟吃，又可以凉拌。

（2）中暑的饮食禁忌

忌大量饮水：中暑者应该少量、多次饮水，每次不应超过 300 毫升，切忌一次大量饮水。因为短时间大量饮水会冲淡胃液，这会影响脾胃的消化，还可反射性引起排汗亢进，造成体内的水分和盐分流失，反而不利于体液平衡。

忌大量食用生冷食品：中暑后多有脾胃虚弱的现象，若大量食用寒性食物、生冷食品（如冰镇的食品、冰淇淋、冷饮等），会进一步损伤人体阳气，损伤脾胃功能，使脾胃运化无力，寒湿内停，甚至出现腹泻、腹痛。

忌油腻食物：中暑后脾胃虚弱，油腻食物会加重脾胃的负担，大量血液滞留于胃肠，使输送到大脑的血液量相对减少，患者就会更加感觉到头昏、疲倦、精神不振；油腻食物阻滞中焦，使脾胃运化不良，营养不能吸收。

忌中暑后马上进补：中暑后，虽有虚证，但暑气未消，单纯进补，会使暑热不容易消退，或者使已经消退的暑热复燃，在中医中称为"食复"。值得一提的是，不光是中暑，其他的发热性疾病都要注意这种情况，避免"食复"现象的发生。

中暑的食疗方法

粥　类

冬瓜莲子粥

　　原料：冬瓜 40 克，莲子 30 克，粳米 150 克。

　　做法：将冬瓜去皮洗净，切成小块待用；莲子、粳米洗净，在汤锅内加入适量水，放入莲子、粳米，先用武火煮开，改用文火煮 20 分钟，放入冬瓜块再煮 10 分钟，等莲子熟透，即可食用，用于预防中暑。

　　小解：莲子性平，味甘、涩，中医认为其既能补，又能固，具有补益脾胃、止泻、养心安神等功效。《神农本草经》记载："主补中，养神，益气力。"《本草纲目》记载："莲子可以厚肠胃，治白带。"冬瓜性寒，味甘，有清热、利水、消肿的作用，经常食用冬瓜有利于清除体内多余的脂肪。《本草再新》记载冬瓜可"清心火，泻脾火，利湿祛风，消肿止渴，解暑化热"。冬瓜莲子粥可养心除烦，清热利湿消暑。

绿豆百合粥

原料： 绿豆 100 克，百合 30 克，粳米 150 克。

做法： 将绿豆、百合、粳米洗净后放入锅内，加入适量水，煮熟后即可食用。

小解： 绿豆性凉，味甘，有清热解毒、利尿、消暑除烦、止渴健胃之功效。夏天在高温环境下工作的人出汗很多，体液损耗较大，用绿豆汤补充体液是最理想的方法，它能够清暑益气，止渴利尿，补充水分和无机盐。百合性平、偏凉，味甘、微苦，能清热凉血，主治肺燥、肺热，或热病后余热未消、心烦口渴。百合还具有良好的滋补效果，特别是对病后身体虚弱、神经衰弱者有益。绿豆百合粥有很好的清热解暑、滋阴润燥之功效。

汤 类

冬瓜薏仁汤

原料： 冬瓜（不去皮）500 克，薏苡仁 80 克，食盐适量。

做法： 将冬瓜洗净后切成小块，薏苡仁去除杂质后洗净，将冬瓜、薏苡仁放入锅内，加入适量水共煮汤，加少量食盐调味即可。本品可作为汤食用，也可代茶饮。

小解：冬瓜是很好的解暑祛湿佳品，是暑天很好的选择。薏苡仁又称薏米，性凉，味甘、淡，有健脾渗湿、除痹止泻之功效，可治疗水肿、脚气、小便不利、湿痹拘挛、脾虚泄泻等症。健康人常食用薏苡仁，既可以化湿利尿，使身体轻捷，还可以减少患癌的几率。冬瓜薏仁汤可以清热解暑、利尿除湿、强健脾胃。

冬瓜、薏苡仁、鸭

冬瓜老鸭汤

原料：冬瓜 500 克，薏苡仁 30 克，鸭 500 克。

做法：将鸭去毛及内脏，洗净切块，冬瓜去皮切块，与米仁同放锅中，加水适量煮汤。

小解：鸭肉性凉，味甘，可滋阴、补虚、养胃、利水，其所含的脂肪类似于橄榄油，熔点低，易于消化，常食用鸭肉对于心血管有保护作用。鸭肉含 B 族维生素和维生素 E 比较丰富。鸭肉配合薏米、冬瓜煲汤，有清利湿热的作用，适用于中暑先兆及轻症患者。

消暑饮料

鲜杨梅、蜂蜜

杨梅蜂蜜汁

原料：鲜杨梅 500 克，蜂蜜适量。

做法：将杨梅置瓦罐中捣烂，过滤出汁水，放入锅中煮沸，待冷后加入蜂蜜和适量白开水。可装瓶中，常食可预防中暑。

小解：杨梅性温，味甘、酸，含有多种有机酸、维生素 C，不仅可以直接参与体内糖的代谢和氧化还原过程，还能增强毛细血管的通透性。杨梅所含的果酸能开胃生津、消食解暑。《本草纲目》记载："杨梅可止渴，和五脏，能涤肠胃，除烦愦恶气。"蜂蜜味甘，性平，甘而润燥，能滑利大肠。《本草纲目》记载："蜂蜜，益气补中，止痉解毒，除众病，和百药，久服强志轻身，不饥不老延年。"杨梅蜂蜜汁具有生津润燥、补中和胃、清热解暑之功效。

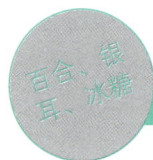

百合、银耳、冰糖

百合银耳露

原料：百合 50 克，银耳 30 克，冰糖适量。

做法：将百合洗净后放入锅内，加入适量水，再放入银耳、冰糖同炖至熟透即可。本品可以随意饮用，以防中暑。

小解：百合能清热凉血，主治肺燥、肺热，或热病后余热未消、心烦口渴。银耳性平，味甘、淡，能滋阴润肺、养胃生津、益气补脑、嫩肤美容，能促进淋巴细胞的转化，提高免疫功能，对多种肿瘤有抑制作用。百合银耳露具有清热生津、解暑除烦、利咽润肠之功效。

苦瓜茶

原料：鲜苦瓜 1 个，绿茶 3 克。

做法：将苦瓜去瓤切碎，与绿茶一同加水煎服，可代茶饮。

小解：苦瓜性寒，味苦，具有祛暑解热、明目清心之功效，对热病烦渴、中暑、赤眼疼痛、疮痈丹毒等症有效果。《滇南本草》记载："泻六经实火，清暑，益气，止渴。"苦瓜茶具有很好的清热解暑醒脑的功效。

鲜藕汁

原料：鲜藕 250 克。

做法：切块捣汁，可待茶饮。

小解：莲藕生食性寒，食之可凉血清热；煮熟后性温，食之可滋阴养胃。莲藕有生津止渴、清热除烦、养胃消食、养心生血、调气舒郁之功效，是很好的清暑清热、健脾开胃的祛暑食物。中学生常吃莲藕可以调中开胃，益血补髓，安神健脑。鲜藕汁适用于重症中暑者。

西瓜翠衣汤

原料：西瓜皮 50 克，白糖适量。

做法：洗净西瓜，取绿皮，加水煮 30 分钟左右，去渣后加适量白糖，晾凉后饮用。

小解：西瓜性寒，味甘、淡，有消烦止渴、解暑清热、利水下气、利尿的功效，主治口干烦躁、暑热、小便不利、中暑内热等。西瓜翠衣汤可利水消肿、清热解暑。

西瓜番茄汁

原料：西瓜、番茄各 400 克。

做法：将番茄洗净后去皮，切成小块；西瓜瓤去籽，切成小块，然后将番茄、西瓜放入榨汁机取汁后饮用。

小解：西瓜是祛暑佳品。番茄性平、微寒，味甘、酸，适用于发热口干、暑热烦躁、食欲不振者食用。西瓜番茄汁可祛暑解热、止渴生津，可治疗中暑、食欲不振、口渴烦躁、消化不良等症状。

肥胖

什么是肥胖

肥胖是指一定程度的超重，往往伴有脂肪层过厚，是体内脂肪积聚过多而导致的一种亚健康状态。其产生的原因主要是食物摄入过多、运动过少或人体代谢的变化，进而导致人体内脂肪积聚过多，造成体重超标。

简单来说，我们每天都要摄入食物并转化成能量，以供我们的身体进行日常活动，但是如果供应大于消耗，或者是物质和能量的代谢链条中某个环节出现了问题，过多的能量就会以脂肪的形式储存在我们的身体内，长此以往，储存的脂肪越来越多，进而形成肥胖。肥胖不仅会改变我们的体型，它们还会沉积在我们身体的血管、内脏中，这样就会造成比较严重的后果了。所以，青少年不良的生活习惯和饮食习惯将直接影响到他们的身体健康，成年以后患上俗称的"富贵病"的几率将明显升高，如心脑血管疾病、糖尿病、高血压、肝胆疾病等。

肥胖的特点

现在，中学生中的肥胖儿童越来越多，分析其原因，主要有以下几点：

（1）很多肥胖与遗传因素有关，往往父母中有人肥胖的话，我们的孩子就较别的孩子易患肥胖症。所以，如果家长本身有些肥胖的话，就要更加注意孩子的饮食习惯。

（2）肥胖与我们周围的环境也是分不开的。如果家里的餐桌上摆满了肥腻美味的食品，并且无人约束孩子的话，就很可能导致孩子饮食超量。这样，人体不能消耗掉的能量最终就会以脂肪的形式存于人体中，从而形成肥胖。

（3）内分泌功能的改变也可能造成人体肥胖。比如青春期女生月经来潮时，由于体内激素水平的变化，可能会导致肥胖。但这种肥胖多数是生理性的，如果饮食合理，多数女性朋友会顺利度过这一阶段。

（4）不好的生活习惯也是造成肥胖的一个很重要的因素。多数肥胖的人有"好吃懒做"的特点，"好吃"指的是不好的饮食习惯，而"懒做"则是对人们不好的生活习惯的一个描述。我们平时运动锻炼较多的话，就能有效降低体内脂肪的堆积，将体内多余的脂肪消耗掉。在锻炼身体之余，还能保证身材的苗条。但是，现在的孩子过多摄入"三高"食品（高糖、高蛋白、高脂肪），再加上平时大部分的时间用来学习，而且现在的孩子喜欢看电视、玩电脑等娱乐活动，造成活动量明显不足，所以青少年肥胖率也在明显增高。

（5）另外，还有一些产生肥胖的特殊原因。比如，一些人因为患病而需长期服用某些药物，这些药物会影响人体，造成内分泌紊乱，进而有可能引起人体肥胖。像一些长期服用激素类药物的病人可发生向心性肥胖等。

肥胖的饮食注意

现在很多人对肥胖都很在意，于是出现了各种各样的减肥方法。这些减肥方法多数无科学依据。很多人体重下来了，身体却搞坏了；或者干脆有些人身体搞坏了，体重却没降下来。针对这些情况，我认为减肥并不是仅仅将体重降下来就行了，而是要注意在减肥的同时保证身体的健康。

（1）减肥时的饮食量需要把握好，但注意不要盲目减少饮食量，感觉没有吃撑、八分饱为佳。

（2）饮食的搭配也很重要，减少脂质、高淀粉、高糖类食物的摄入，少吃零食，也不要用一些乱七八糟的减肥产品，提高蛋白类、纤维素类食品的比例，蔬菜、水果类的非主食类食品需要占到一定的比例。这样的饮食调整可能会引起一些食品口味的改变，对于肥胖儿童来说接受起来较有难度。

（3）在调整好饮食的基础上，适当增加运动量，这会有助于体重下降。当然，不要盲目剧烈运动，以免发生危险。

减肥是一个循序渐进的事情，不要急于求成。关键在于控制饮食，只要小心把握好饮食量与运动量，就一定会达到理想的减肥效果。本书给大家提供一些日常实用的饮食菜谱，肥胖儿童服用下面的食疗方会有所裨益。

虾米炒白菜

干虾皮、白菜

原料： 干虾皮 10 克，白菜 200 克。

做法： 先将干虾皮用温水泡发好，将白菜洗净后切丝。将植物油倒入锅中，烧热后放入白菜丝，炒至半熟，再将虾皮、食盐放入同炒，稍加清水，盖上锅盖，稍待即可食用。

小解： 白菜营养丰富且口感脆美，具有一定的疗病价值，民间有"冬日白菜美如笋"之说。白菜能通利肠胃、宽胸除烦、消食下气，可用于辅助治疗咳嗽、便秘等症；还可以清肺热、生津止渴，治疗热病津伤之口渴、食滞胀满。《名医别录》记载，白菜有"通利肠胃，除胸中烦，解酒毒"之功效。但是，大白菜中含有少量可引起甲状腺肿大的物质，这种物质干扰了甲状腺对碘的利用，因此，食用大白菜时要搭配一定量的碘盐、虾皮、海鱼等海产品食用，可以补充碘的不足。虾皮含钙丰富，儿童食虾皮可以促进身体发育，此外，虾皮还能补肾壮阳，开胃化痰。所以，虾米炒白菜具有补肾、利肠胃等功效，适合肥胖的儿童经常食用。

黄瓜拌肉丝

原料：鲜黄瓜 750 克，瘦猪肉 100 克，当归 10 克，白糖 50 克，醋 30 克，食盐 2 克，生姜 10 克，植物油 50 克。

做法：先将黄瓜洗净，切成丝；生姜洗净，切成细丝；当归洗净，切成片；猪肉洗净后先用开水煮熟，待凉后切成细丝。然后将黄瓜丝、姜丝、肉丝放入盘中，加适量白糖、醋、食盐拌匀；另将锅烧热后加入少量植物油，烧至八成热时放入当归片，待浸出香味后将当归拣出，再将热油倒到凉拌菜上，拌匀后即可食用。

小解：黄瓜味甘，性凉，能清热利水，治疗烦渴、咽喉肿痛、小便不利、目赤。它还含有丰富的钾，钾具有加速血液新陈代谢、排泄体内多余盐分的作用。儿童吃后能促进肌肉组织的发育，成年人食后对保持肌肉的弹性和防止血管硬化有一定的作用。黄瓜中的细微纤维素能促进胃肠蠕动，加速体内腐败物质的排泄，并能降低胆固醇。黄瓜中还含有丙醇二酸，它能抑制体内的糖类转变为脂肪，有减肥的效果。但是，平素脾胃虚寒、腹泻或胃寒病患者应禁食凉黄瓜；女子月经来潮期间或痛经者禁食凉黄瓜。猪肉性平，味甘、咸，有润肠胃、生津液、补肾气、解毒热的功效，并且瘦猪肉含有矿物质铁，能有效改善缺血性贫血。当归味甘，性辛、温，入肝、心、脾经，可补血调经，活血止痛，润肠通便。黄瓜拌肉丝具有滋阴润燥、清热利湿的作用，而且不光能减肥，还能红润肌肤。

薏米 冬瓜 清汤

薏米炖冬瓜

原料：薏米 30 克，冬瓜 500 克，葱、姜各 6 克，盐 4 克，清汤 400 毫升。

做法：先将冬瓜去皮、去籽，切成小滚刀块；葱、姜用刀面拍松；薏米洗净，拣去杂志，浸透。锅内加入清汤，放入薏米后烧开，转用文火烧至八成熟，加入葱、姜、冬瓜、盐煮熟入味，捞出葱、姜即可食用。

小解：冬瓜性寒，味甘，能清热、利水、消肿，经常食用冬瓜可以去除体内多余的脂肪。薏米又称薏苡仁，味甘、淡，性微寒，可以清利湿热、除风湿、利小便、益肺排脓、健脾胃、强筋骨。经常食用薏苡仁对慢性肠炎、消化不良等症也有效果，健康人常服，既可化湿利尿，又可使身体轻捷。所以，薏米炖冬瓜具有清热化痰、消肿减肥之功效。

山楂 蜂蜜

蜜饯山楂

原料：山楂 500 克，蜂蜜 250 克。

做法：先除去山楂的果核，放入锅内，加清水适量，煮至七成熟，放入蜂蜜，再以小火煎煮至熟透，收汁放凉后即可服用，每日可服用数次。

小解：山楂味酸、甘，性微温，可开胃消食、化滞消积、活血散瘀、化痰行气。《本草纲目》记载："化饮食，消肉积、癥瘕、痰饮、痞满、吞酸、滞血痛胀。"山楂富含维生素 C 和胡萝卜素，能阻断并减少自由基的生成，能增强机体免疫力。蜜饯山楂能消食去脂，具有补虚、活血、化瘀的作用，对治疗肥胖有一定的功效。

鲜蘑菇、莴苣 蘑菇炒莴苣

原料：鲜蘑菇 300 克，莴苣 300 克，调料适量。

做法：将蘑菇洗净后切片，莴苣去皮洗净后切片，两者均放入沸水中焯一下，捞出后放入凉水中。锅中放入植物油，烧至六成热后，爆香葱、姜丝，加入莴苣和蘑菇翻炒，放入适量食盐和酱油，炒熟即可食用。

小解：蘑菇性凉，味甘，有益胃、化痰、止吐泻、抗菌的作用。鲜蘑菇含有大量的植物纤维，具有防止便秘、促进排毒、降低胆固醇含量的作用，同时它也是低热量食品，可以防止发胖，因此也是一种很好的减肥美容食品。莴苣性凉，味苦、甘，可清热利尿。莴苣中的钾含量是钠的 27 倍，有利于促进排尿，维持水平衡，对高血压和心脏病患者有很大的裨益。莴苣还可增加胃液和消化液的分泌，增进胆汁的分泌。莴苣中的氟元素可参与牙釉质和牙本质的形成，参与骨骼的形成。烹调中需注意，莴苣怕咸，要少放一些盐，否则味道不佳。蘑菇炒莴苣，可清热利尿，减肥瘦身。

痤疮

什么是痤疮

痤疮是皮肤科最常见的病种之一，多发于青春期，又叫青春痘、粉刺、毛囊炎，青春期或青春期以后的人群中大部分正患本病或曾经患过本病。本病是由于毛囊或皮脂腺被阻塞、发炎所引发的一种慢性皮肤病，通常好发于头面部、颈部、胸背部、臀部、大腿、肩膀和上臂。本病在中学时期开始发病，持续时间较长，个别人到 30 多岁还有症状。

痤疮有什么特点

痤疮最常见于颜面部，主要临床症状为：皮肤上出现丘疹，高出皮肤，独立存在，无红色底盘，往往丘疹头部有白色豆渣样内容物，易挤出，但挤出后创口处往往会伴有少量出血。丘疹有时数量会较多，但相互之间不会连成片，丘疹之间为正常皮肤。另外，脓疱、结节、囊肿等也会出现。这种疾病在中学生中较为多见，发病率高。

导致痤疮发生的原因多种多样，但最直接的原因就是皮肤毛孔不通。人体的毛孔被堵塞以后，毛囊里面的油脂及其他分泌物排不出来，就会越积越多，然后将皮肤顶起来，形成一个个丘疹，内含不能排出的毛囊分泌物，青春痘就是这样形成的。症状较轻的青春痘通常都存在一个白色或者黑色的顶，这就是白头青春痘与黑头青春痘，这些青春痘的外部皮肤较薄时，较易挤出一些白色的分泌物，这就是堆积在毛孔里面的油脂类分泌物。只要毛孔不堵塞，青春痘并不容易生成。青春痘生成后，如果被细菌感染，就可能形成脓疱，青春痘的颜色也会变为红色，并会出现疼痛、痒的感觉。

青春痘产生的原因较多，主要包括人体内的原因和外部其他因素，这些因素经常综合作用于人体。

内因指的主要是内分泌功能失调，雄性激素分泌增多，刺激皮脂腺增生，分泌油脂量增多，人体的排泄通道不能及时将这些代谢产物排出体外，这就导致了青春痘的出现。

引起青春痘的其他诱因主要包括：神经精神因素、饮食因素、睡眠不足等个人行为因素；烟、酒等不良嗜好因素；化妆品及护肤品等因素；长时间使用药物等因素。神经精神因素对本病的影响较大，我们在情绪波动较大时、愤怒的时候、抑郁的时候，均可导致青春痘的出现或增多。我们的日常饮食不合理的时候，也会导致本病的发生。如果喜欢吃辛辣、油腻、油炸、海鲜等食品，或喝酒、吸烟较多，均可刺激皮脂腺分泌大量皮脂，从而导致青春痘加重。所以，我们平时要在饮食上多注意，尽量多食用蔬菜、水果类食品。有些女性长期使用一些护肤品，特别是一些劣质护肤品，均有可能导致人体排泄通道的堵塞，加重青春痘的症状。一些油性皮肤的人或长期便秘的人，得此病的几率较常人高很多，因为他们体内代谢产物的排出相对较少。长期服用一些雄性激素、口服避孕药、吸食毒品等，也可导致本病的发生，但这些情况在中学生中较少见。

中学生们都处在一个爱美的年龄段，长青春痘是大家都不希望看到的，于是有很多长青春痘的学生苦恼于如何治愈或减少脸上的青春痘。有些人病急乱投医，使用了很多祛痘的护肤品，结果收效甚微，甚至有加重的趋势。另有很多孩子不管上课、下课，本着少一个是一个的原则，喜欢照着镜子用手挤青春痘，有些被挤坏的青春痘被感染后出现大的脓疱，甚至出现寒战、发热的全身症状。就算最后治愈了，往往会留下明显的疤痕。我们平时防痘祛痘要注意方法，只有运用科学合理的预防手段，才可从根本上解决青春痘的问题。

预防青春痘的最佳办法是养成良好的生活习惯。有以下几点建议：我们要有良好的作息习惯，按时睡觉起床，不要熬夜学习或上网，保证睡眠时间与质量。饮食上注意营养要丰富，多食各种蔬菜、水果等，少吃肥甘厚腻、辛辣的食物，不吸烟，不喝酒。平时多洗澡，保持患处卫生，促进人体代谢物排出。平时注意调节情志，不生气，不沮丧，不悲伤，凡事谋定而后动。不乱用各种街头宣传的祛痘产品。只有将这些最基础的事情做好了，才能将我们得青春痘的可能性降到最低。

痤疮的治疗方法

普通痤疮的治疗，可以服用维 A 酸类药物。如果患者的痤疮被感染了，则需要服用抗生素来治疗。

中医根据病因将痤疮分为肺热型、血热型、胃热型3种类型。

肺热型痤疮：多因肺有宿热，不得外泄引起。颜面部丘疹，状如粟米，可挤出白色的油状物，皮疹以鼻周围多见，亦可见于前额，伴口干舌燥，大便干结，舌红苔黄，脉洪。治以清泻肺热之泻白散加减。

血热型痤疮：多因情志内伤，气滞血瘀，日久化热，热伏营血所致。颜面部丘疹以口鼻及两眉间为多，面红发热，女孩多有月经前后丘疹增多，舌红苔黄，脉细数。治以清热凉血之清营汤加减。

胃热型痤疮：多因饮食不节，过食肥甘厚腻，肠胃燥结，中焦积热，郁于面部而致。可见面部丘疹，状如粟米，有白头、黑头粉刺，以口周为多见，亦可见于后背部与前胸部，且常伴有口干，口中有臭味，喜冷饮，大便秘结，舌燥苔黄，脉沉实有力。治以清胃凉血之清胃散加减。

痤疮的饮食与调护

痤疮患者大多数有"内热"的情况，在饮食上应多选用具有清热生津润燥作用的食品，如兔肉、鸭肉、木耳、蘑菇、芹菜、莴笋、丝瓜、苦瓜、西红柿、莲藕、绿豆、梨、山楂、苹果等；多食用富含粗纤维的食物，可促进肠胃蠕动，加快代谢，如粗粮、全麦面包、竹笋等；多食用富含维生素A的食物，因为维生素A有益于上皮细胞的增生，能防止毛囊角化，并且可以调节皮肤汗腺的功能，减少酸性代谢产物对表皮的侵蚀，如胡萝卜、荠菜、菠菜、动物肝脏等；多食用富含维生素 B_2 的食物，维生素 B_2 能促进细胞内的生物氧化过程，参与糖、蛋白质和脂肪的代谢，如瘦肉、乳类、蛋类、绿叶蔬菜等。

1. 痤疮的饮食禁忌

忌食腥发之物：腥发之物易引起人体的过敏反应，使皮脂腺的炎症扩大而加重痤疮，所以海虾、海鱼等海产品，狗肉、羊肉等腥发之物，均要忌食。

忌食高脂食物：高脂食物会促进皮脂腺的分泌加强而加重痤疮，所以油炸食品、奶油、动物内脏等高脂食物均要忌食。

忌食高糖食品：高糖食品会使新陈代谢加快，皮脂腺分泌增多而堵塞毛孔，使痤疮加重，所以巧克力、冰淇淋、葡萄糖、白糖等要忌食。

忌食辛辣刺激之物：这类食物辛辣刺激，容易引起"内热"，会加重痤疮，所以辣椒、咖啡、酒、大蒜等要忌食。

此外，属甘温的食物，也应少吃，因为此类食物多有补养的作用，这对于体内偏热的痤疮患者也不宜食用，如龙眼、南瓜、鲤鱼等。

2. 痤疮的日常调护

每天早、晚坚持用温水洗脸，因为冷水不易去除油脂，热水可促进皮脂分泌，以消除沉积在皮肤表面和毛孔深处的皮脂与污垢，使毛孔处的皮脂分泌畅通，保持皮肤清洁，使皮肤的抵抗力增强，防止细菌侵入。避免使用刺激性肥皂，硫磺香皂对痤疮有一定的治疗效果，注意不要涂用油脂类的化妆品，以免阻塞毛孔。不要用手去挤压痤疮，以免化脓，脓疮破溃吸收后会形成疤痕和色素沉着，影响美观。合理安排好作息时间，保证充足的睡眠时间，避免熬夜，保持精神愉悦，适当锻炼，多饮水，以提高机体的免疫力，通过良好的新陈代谢把分泌物正常排出体外。

痤疮食疗方

枇杷叶、淡竹叶、生槐花、白茅根、菊花、嫩桑叶

枇杷清肺饮

原料：枇杷叶 5 克，淡竹叶 3 克，生槐花 5 克，白茅根 5 克，菊花 4 克，嫩桑叶 5 克，水适量。

做法：将枇杷叶、淡竹叶、生槐花、白茅根、菊花、嫩桑叶放入水杯，用沸水冲泡，15 分钟后即可饮用。也可用鲜枇杷果与其他诸药同煮，效果会更好。

小解：枇杷叶性味苦、微寒，具有清肺胃之热、止咳、降逆止呕的功效。枇杷性凉，味甘、微酸，富含丰富的维生素 B，对保护视力、保持皮肤健康润泽、促进儿童的身体发育有良好的作用。淡竹叶、生槐花、白茅根、菊花、嫩桑叶配合使用，有疏风清热、清热解毒、滋阴润燥之功效。枇杷清肺饮对肺热型痤疮具有良好的治疗作用。

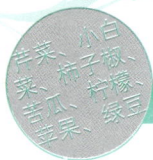

绿豆果蔬汤

原料: 芹菜、小白菜、柿子椒、苦瓜、柠檬、苹果各50克,绿豆30克。

做法: 先将绿豆煮30分钟,过滤取汁;将芹菜、小白菜、柿子椒、苦瓜、柠檬、苹果分别洗净,切成段或块,放入榨汁机中榨汁,兑入绿豆汁即可饮用。

小解: 绿豆性凉,味甘,具有清热解毒、利尿、止渴、健胃的功效。其他蔬菜和水果均是性味偏寒凉之品,既可清泻胃火,又富含各种维生素。绿豆果蔬汤可清热解毒,有防治胃热型痤疮的功效。生活中我们也可以根据实际情况和口味,自行调整蔬菜和水果的种类,只要是性味偏寒凉的,均可选择。

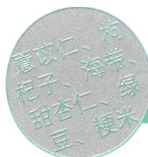

薏苡仁海带粥

原料: 薏苡仁10克,枸杞子10克,海带15克,甜杏仁10克,绿豆20克,粳米150克。

做法: 将甜杏仁用纱布包扎好,放入锅内,煎煮20分钟后取汁,加入薏苡仁、海带末、枸杞子、粳米一同煮粥。

小解: 海带性寒,味咸,海带中含有较高的锌元素,锌能增强机体的免疫功能,而且还可参与皮肤的正常代谢,使上皮细胞正常分化,减轻毛囊皮脂腺导管口的角化,有利于皮脂腺的分泌物排出。薏苡仁具有健脾利湿的功效。薏苡仁海带粥具有清热解毒、清火消炎、活血化瘀、养阴润肤之功效，适用于痰瘀凝结所致的痤疮。

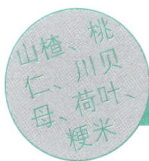

山楂桃仁粥

山楂、桃仁、川贝母、荷叶、粳米

原料：山楂 10 克，桃仁 5 克，川贝母 10 克，荷叶 20 克，粳米 100 克。

做法：将前四味药洗净后放入锅内，加适量水煮汤，煎煮 15 分钟即可，去渣后倒入粳米煮粥，待粥熟即可食用。

小解：桃仁性味苦、甘、平，有小毒，有活血化瘀、润肠通便的功效，需注意用药不要超量，也不宜长期食用。山楂有消食化积、行气散瘀之功效。川贝母具有润肺祛痰之效。荷叶有清热解暑、凉血止血之功。

悄悄话

山楂桃仁粥适用于痰瘀凝结所致的痤疮。

荨麻疹

什么是荨麻疹

荨麻疹俗称风团、风疹团、风疙瘩等，是一种常见的皮肤病，以过敏性病因为多见。

引起荨麻疹的原因很多，病因较复杂，尤其是慢性荨麻疹，很多病例找不到原因。本病常见的发病原因有以下几个方面：

（1）日常见到的一些食物可引起荨麻疹，如蛋类、奶类、虾、鱼等过敏而致荨麻疹最为常见，其次是一些植物性食品过敏所致，如草莓、芒果、番茄过敏。蛋白类食品也可引起荨麻疹，这在儿童中较多见，可能是因为儿童的消化道黏膜的通透性与成人不同。另外，加入食物中的色素、调味剂、防腐剂等物质也能引起荨麻疹。

（2）一些药物也可引起荨麻疹，这类药物主要分为两类：一类为可形成抗原的药物，如青霉素、疫苗、磺胺等；另一类为组胺释放剂，如阿司匹林、吗啡、可待因、维生素 B、奎宁等。

（3）各种人体感染因素均可引起本病。最常见的是引起上呼吸道感染的病毒和细菌，其次是肝炎、传染性单核细胞增多症、寄生虫感染（如蛔虫、血吸虫、钩虫）等。

（4）人体吸入过敏原性物质而导致本病的发生，包括花粉、真菌孢子、烟雾、动物皮屑、羽毛、挥发性化学品和其他经空气传播的过敏原等。

（5）动物及植物因素也可导致本病的发生，如昆虫叮咬、毒毛刺入等。

（6）本病有遗传易感性，某些种类的荨麻疹与遗传有关，如家族性冷性荨麻疹等。

荨麻疹的治疗

中医认为，荨麻疹可分5型：风热型、风寒型、肠胃湿热型、气血不足型、血瘀型。

1. 风热型

主要症状为：风团面积大，色红，瘙痒明显，舌质红，苔薄黄，脉浮数。以疏风清热之荆防败毒散加减治疗。

2. 风寒型

主要症状为：风团色淡、微红，多见于头面、四肢等外露部位，受风着凉后易发病，舌淡，苔薄白，脉浮紧。以祛风散寒、调和营卫之桂枝汤加减治疗。

3. 肠胃湿热型

主要症状为：风团色红，此起彼伏，大便溏泻或便秘均可见，小便色黄，舌红，苔黄腻，脉濡数。以清热利湿之除湿胃苓汤合黄芩黄连汤加减治疗。

4. 气血不足型

主要症状为：风团色淡红，瘙痒明显，劳累后加重，病程较长，伴有自汗、气短、乏力等，舌淡，苔白，脉弦细。以益气养血、祛风止痒之归脾汤加减治疗。

5. 血瘀型

主要症状为：风团暗红，面色晦暗，口唇青紫，舌质紫暗，脉涩。以活血祛风之荆防败毒散合桃红四物汤加减治疗。

现代医学认为，避免接触一些过敏原，可以预防本病的发生。对于本病的治疗，多以抗过敏药为主。如有皮肤感染，则需用抗生素治疗。

荨麻疹的食疗方法

风热型食疗方

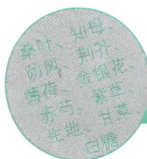

桑叶　知母　防风　荆芥　薄荷　金银花　赤芍　紫草　生地　甘草　白糖

桑叶知母饮

原料： 桑叶、知母、防风、荆芥、薄荷、金银花、赤芍、紫草各 10 克，生地 15 克，甘草 6 克，白糖 10 克。

做法： 上药除薄荷外均放入锅内，加入适量水，用武火煮沸后，改用文火煎煮 25 分钟，再放入薄荷，煎煮 3 分钟即可，过滤去渣，放入白糖即可饮用。

小解： 桑叶、防风、荆芥、薄荷、金银花具有疏风清热、清肺润燥等功效；紫草、赤芍、生地、知母具有清热解毒、凉血活血滋阴之功效。桑叶知母饮具有祛风清热、凉血解毒之功效，对于血热证的荨麻疹有效。

风寒型食疗方

紫苏、粳米、红糖

紫苏红糖粥

原料：紫苏 10 克，粳米 100 克，红糖 20 克。

做法：将紫苏洗净，粳米淘洗干净，一同放入锅内，放入适量水，先用武火烧沸后，改用文火煮 30 分钟左右，加入红糖搅拌溶化，趁热食用。

小解：紫苏性辛、温，归肺、脾经，有发汗解表、行气宽中的功效，配合红糖可润心肺，和中助脾，缓肝气，补血破瘀。紫苏红糖粥趁热食用，具有疏风散寒、止痒之功效，对于风寒外袭型的荨麻疹有效。

肠胃湿热型食疗方

薏米、山药、赤小豆、白砂糖

薏米山药赤小豆汤

原料：薏米 50 克，山药（洗净，切块）100 克，赤小豆 20 克，白砂糖 20 克，水 700 克。

做法：将薏米、山药和赤小豆加入到水中，武火煮沸，继续蒸煮 40 分钟即可。需温服，可调入适量白砂糖调节口味，每日早、晚服两次。

小解：薏米性味甘、淡、微寒，归脾、肾、肺经，有利水渗湿、健脾除痹、排脓消痈之功。在临床上常应用于小便不利、水肿、脚气、湿温、泄泻、带下、湿滞痹痛、筋脉拘挛、肺痈、肠痈等症。山药性味甘、平，入肺、脾经，有补脾胃、益肺肾之效。在临床上常应用于脾胃虚弱、泄泻、妇女白带、肺虚久咳、肾虚梦遗滑精、小便频数等症。赤小豆性味甘、酸、平，归心、小肠经，有利水消肿、利湿退黄、消肿排脓之功。在临床上常应用于水肿、脚气、湿热黄疸、疮疡肿痛等症。三药合用，有清热利湿、健脾和胃之功，可有效减轻肠胃湿热型荨麻疹的症状。

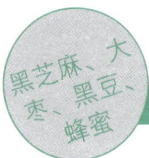

黑芝麻蜂蜜饮

黑芝麻、大枣、黑豆、蜂蜜

原料：黑芝麻 5 克，大枣 15 克，黑豆 50 克，蜂蜜 50 毫升。

做法：将黑豆淘洗干净，大枣洗净去核，黑芝麻炒香。将黑豆、大枣、黑芝麻一同放入锅内，加入适量水，用武火烧沸，改用文火煮 30 分钟，待稍凉后放入蜂蜜搅拌均匀即可食用。

小解：黑芝麻具有补肝肾、益精血、润肠燥的功效；黑豆具有消肿下气、润肺燥热、活血利水、祛风除痹、补血安神、明目健脾、补肾益阴、解毒的作用；大枣有补中益气、养血安神之功，用于治疗脾虚食少，乏力便溏，妇人脏躁。黑芝麻蜂蜜饮具有滋阴、补气、止痒的功效，对于肠胃湿热型荨麻疹治疗后湿热不明显但有阴伤者有效。

气血不足型食疗方

当归、黄芪、瘦猪肉

归芪炖猪肉

原料：当归 15 克，黄芪 20 克，瘦猪肉 500 克，料酒 10 毫升，葱、姜、食盐各适量。

做法：将药物洗净，葱、姜洗净后切段，瘦猪肉洗净后切片。将瘦猪肉、当归、黄芪、葱、姜和料酒一同放入砂锅内，加入适量水，先用武火烧沸，再用文火炖 45 分钟，加入食盐调味即可。

小解：当归是很好的补血之药，黄芪是很好的补气之药，两药配伍具有气血双补之功效；瘦猪肉富含矿物质铁，能有效改善缺铁性贫血。归芪炖猪肉具有补气补血之功效，对于气血不足型的荨麻疹患者有益。

血瘀型食疗方

桃仁、红花、鸭肉

桃红老鸭汤

原料：桃仁 5 克，红花 10 克，鸭肉 500 克，料酒 10 毫升，葱、姜、食盐各适量。

做法：将桃仁、红花加入水中，武火煮沸，继续蒸煮 20

分钟，去渣取汁，备用。将鸭肉洗净，加入备用的药汁中，放入料酒、葱、姜，先武火煮沸，再用文火炖45分钟，加入食盐调味即可。

小解：桃仁性味苦、甘、平，归心、肝、大肠经，有活血祛瘀、润肠通便之功。在临床上常应用于癥瘕结块、肺痈肠痈、跌仆伤痛、经闭痛经、产后瘀痛、肠燥便秘等症。红花性味辛、温，归肝、心经，有活血祛瘀之功。在临床上常应用于癥瘕结块、疮痈肿痛、跌仆伤痛、风湿痹痛、月经不调、经闭、腹痛、产后瘀痛、斑疹色暗等症。桃红老鸭汤有活血祛瘀之功效，对血瘀型荨麻疹患者有效。

复发性口腔溃疡

什么是复发性口腔溃疡

复发性口腔溃疡指的是发生于口腔的反复发作的圆形或椭圆形溃疡，是口腔黏膜疾病中最常见的溃疡性损害疾病。本病主要的临床症状为：病理损害的表面覆有黄色假膜；溃疡的周边有约1毫米的充血性红晕带；溃疡中央较正常口腔黏膜处凹陷，基底部触之有柔软感，不硬；溃疡处灼痛明显，特别是外物碰触时。发作周期为数天至数月不等，但有些病例在不治疗的前提下，有可能会自行痊愈。

复发性口腔溃疡的预防

本病的产生与口腔局部创伤、抑郁、紧张、食物、药物、维生素或微量元素缺乏、遗传、免疫等诸多的生理、病理因素均有一定的关系。

为避免本病的发生或复发，我们需要做到以下几点：饮食上注意营养均衡，不要挑食、偏食，不要过食辛辣刺激性的食物。平时作息要有规律，定时睡眠、起床，不要熬夜学习、上网等，尽量不要出现睡眠不足的情况。平时学习注意劳逸结合，不要过度疲劳。平时注意控制情绪，凡事不要过喜过悲。遇到重要的考试，要提前做好心理准备，不要精神太过紧张。

复发性口腔溃疡的治疗

风热乘脾

主要症状：以口颊、上腭、齿龈、口角的溃疡为主，甚则满口糜烂，或是疱疹转为溃疡，周围焮红，疼痛拒食，烦躁不安，口臭，涎多，小便短黄，大便秘结，或伴发热，咽红，舌红，苔薄黄，脉浮数。以疏风清热解毒之凉膈散加减治疗。

心火上炎

主要症状：舌上、舌边的溃疡较多，色红疼痛，心烦不安，口干欲饮，小便短黄，舌尖红，苔薄黄，脉数。以清心泻火之泻心导赤汤加减治疗。

主要症状：口舌溃疡或糜烂，稀散色淡，不甚疼痛，反复发作或迁延难愈，神疲颧红，口干不渴，舌红，苔少或花剥，脉细数。以滋阴降火之知柏地黄汤加减治疗。

对于本病的治疗，目前西医常用的治疗方法有：使用包括激光、低频超声在内的局部物理治疗；使用氯己定含漱液、金霉素药膏等药物进行局部抗菌治疗；使用氢化可的松等激素类药物进行局部抗炎治疗；使用局部麻醉凝胶、明矾等进行局部止痛，以及一些其他全身用药的治疗方法。

复发性口腔溃疡的饮食注意

（1）注意保持口腔的清洁，可以用淡盐水漱口，避免口腔干燥。如有牙周病的患者，要及时去除牙石，去除不良修复体。女性经期前后注意不要过度劳累，保持情绪稳定，注意多休息，适量饮水。

（2）多吃清淡的食品，多吃新鲜的水果和蔬菜，避免过食肥甘厚腻之味。注意多食富含维生素 B_1、维生素 B_2、维生素 C 的食物，这样有利于溃疡面的尽快愈合，如番茄、胡萝卜、白菜、白萝卜等；多吃富含锌的食物，也会加快溃疡面的恢复，如动物的肝脏、瘦肉、牡蛎、蛋类、核桃、花生等；适当多吃一些洋葱和生菜，洋葱含有硫成分，对治疗溃疡有效；多吃含纤维素丰富的食物，有利于保持大便通畅，也有助于减少口疮的发生。饮食要容易消化、质软，口腔溃疡较严重者可食用半流质食物。少食或尽量不食用辛辣或刺激性食物，忌用烟、酒、咖啡及刺激性饮料。

悄悄话

注意平时的生活作息时间，避免熬夜，注意加强体育锻炼，提高身体的免疫力。

复发性口腔溃疡食疗方

苦瓜、蜂蜜

苦瓜汁

原料：苦瓜 200 克，蜂蜜适量。

做法：将苦瓜洗净去籽，放入榨汁机中取汁，将苦瓜汁放进砂锅内，放入适量蜂蜜搅匀，待苦瓜汁煮沸后即可饮用。

小解：苦瓜性寒，味苦，能清心明目，可治疗热病烦躁、恶疮、痈痛丹毒、风火牙痛等。另外，苦瓜中还含有大量的维生素 C 及苦瓜蛋白质成分，能提高人体的免疫力。苦瓜汁适用于心火上炎或风热乘脾的复发性口腔溃疡患者，具有清热解毒、消肿凉血的功效。

西洋参莲子炖冰糖

原料：西洋参 5 克，莲子（去心）25 克，冰糖 20 克。

做法：将西洋参切片，与莲子一同放入小碗内，加水泡发后再加入冰糖，隔水蒸炖 1 小时，喝汤吃莲子肉，剩下的西洋参片次日可与莲子同法蒸炖。西洋参可用两次，最后一次吃掉。

小解：西洋参味甘、微苦，性寒，归心、肺、肾经，有补气养阴、清火生津之功效，用于治疗热病气阴两伤的烦倦、口渴。莲子具有补益脾胃、养心安神、补肾固涩的功效。西洋参莲子炖冰糖适用于虚火上炎的口腔溃疡，具有补气生津、清火润燥之功效。

樱桃饮

原料：樱桃 500 克。

做法：将熟透的樱桃去核榨汁，置杯内隔水炖，待凉后服用，早、中、晚可各服一汤勺。

小解：樱桃性温，味甘、酸，富含铁质、维生素 C，能促进身体对铁的吸收，并且可以改善血液循环，抗疲劳。樱桃所含的蛋白质、糖、磷、胡萝卜素、维生素 C 等均比苹果丰富。

龋齿

什么是龋齿

　　龋齿是一种牙齿组织的进行性损伤，菌斑深层产酸并侵蚀牙齿，使之脱矿，进而破坏有机质，从而对牙齿产生损坏，这种牙齿局部的实质性损坏叫做龋蚀，表现出隧道的龋蚀又叫龋洞。本病主要是牙齿的无机质脱矿和有机质分解，从发病到形成实质性病损的病理变化过程。本病开始发生在牙冠，如不及时治疗，病变继续发展，形成龋洞，最终导致牙冠完全破坏和消失。龋洞不经治疗是不会自行愈合的，其发展的最终结果是患者失去牙齿。本病由多种因素导致，以口腔中的因素为主，但跟人们的生活习惯有关，特别是看人们是否有保护牙齿的习惯。龋齿严格地说应该算是细菌性疾病，它可以继发牙髓炎和牙周炎，严重者能引起牙槽骨和颌骨炎症。在中学生中，本病的发生较多见。

龋齿有什么特点

引起龋齿的原因很多，主要包括四个方面：细菌、饮食、牙齿和唾液，这四个方面相互影响。

细菌在龋齿的发病中起着主导作用。引起龋齿的细菌种类很多，最常见的是某些变形链球菌和乳酸杆菌。这些致病细菌经常与唾液、食物残渣混合在一起，形成一种混合物，粘附在牙齿表面和牙缝中。这种混合物叫做菌斑。菌斑中的细菌会产生酸性物质，造成菌斑下面的牙釉质表面脱钙、溶解，开始了龋齿的形成过程。

牙齿的形态、结构与龋齿发病有明显的关系。牙齿咬面的窝沟是牙齿发育的缺陷，窝沟内易残留细菌和食物残渣，难以清除掉，容易诱发龋齿。有些年轻朋友的牙齿钙化不足，牙釉质和牙本质的密度不高，抗龋齿的能力低，也是患龋齿的原因之一。氟对增强牙齿的抗龋性很重要，牙齿中含有适量氟就不易发生龋齿。中学生们的牙齿主要是年轻的恒牙，其结构和钙化程度都还不够成熟，因此容易受一些致病因素的影响，患龋齿的几率较高。唾液是牙齿的外环境，起着缓冲、清洗、抗菌等作用。大量的唾液可以洗涤牙齿表面，减少细菌和食物残渣的残留。

饮食在龋齿的形成过程中也是一项重要的影响因素。牙齿表面、窝沟、牙缝等处的饮食残渣是细菌的重要庇护场所与营养来源。食物中含有大量的碳水化合物和糖类物质，这些物质既供给菌斑中的细菌活动能量，又通过细菌的代谢作用使这些物质酵解而产生有机酸，如果有机酸长期滞留在牙齿附近而未被清除的话，容易使牙釉质脱矿并遭破坏，然后在一些其他致病因素的共同作用下发生龋齿。

龋齿根据发病程度的不同，分为浅龋、中龋和深龋。根据这几种分类，临床上主要表现为牙齿被破坏程度、深度的不同，也就是龋蚀程度的深浅不同。

浅龋的龋蚀破坏只在牙釉质内，初期主要是牙齿颜色的改变，表现为牙釉质出现褐色或黑褐色斑点或斑块，表面粗糙，不光滑。如不做医疗处理，会加重形成表面破坏。这是在中学生中最常见到的龋齿分型。如果本阶段的龋齿得不到有效治疗，则会加重成中龋，更加影响患者的饮食，从而引起生活的不便。

中龋的龋蚀已深入到牙本质，从而形成牙本质浅层龋洞。病人对冷、酸等刺激性食物会感到牙齿酸痛，但刺激去掉以后，症状会立即消失。这是因为牙本质对刺激感觉过敏。中龋如果得到及时的治疗，效果还是很好的。

深龋的龋蚀已深入到牙本质深层，已接近牙髓，程度较重，对饮食有很大的影响，中学生中很少见到。患者对冷、热、酸、甜等刺激都有痛感，刺激去掉以后，疼痛仍持续一定时间才逐渐消失，症状较中龋明显加重。这时多数患者需要做牙髓治疗，以保存牙齿。深龋如果不治疗，牙髓可能会继发感染而导致牙髓坏死。细菌可以通过牙根达到根尖孔外，引起根尖周围炎症。牙冠若已大部分被破坏或只留残根时，则只能将其拔除。

牙齿也需要人体通过饮食补充一些必需成分，才能发育完整。食物中含有的矿物盐类、维生素和微量元素，如钙、磷、氟、维生素 B₁、维生素 D 等，如果这些物质摄入不足，牙齿的抗龋齿性就低。因此，我们的饮食也要注意，做饭时多添加一些含有这些营养成分的食物。

龋齿如果早发现、早预防、早治疗，一般不会发展得较重。中学生们需要在日常生活中养成良好的护齿习惯，早、晚刷牙，不要用牙齿咬过硬的东西，不要吃一些含糖分高的零食等。

龋齿的治疗

中医治疗本病，主要根据患者的症状辨证论治。本病的主要分型为：风热证和阴虚火旺证。风热证主要表现为：齿龈红肿热痛，舌红苔黄，脉弦数，治疗以疏风清热为主，方用银翘散加减。阴虚火旺证主要表现为：齿龈不肿，疼痛日轻夜重，但寒不热，齿根动摇，舌红苔少，脉细数。本证治疗宜滋阴降火，多用知柏地黄丸加减治疗。

现代医学中，龋洞的治疗方法是根据龋齿的不同情况，分别采取龋蚀组织磨除法、药物疗法、再矿化法、充填法和修复法等。

现代口腔科对龋齿的治疗多使用龋洞充填术，也就是俗称的补牙，适用于中龋或部分深龋。本治疗方法是将充填材料固定在牙齿上，补充牙齿的缺损。龋洞治疗的目的是终止龋蚀的发展，恢复牙齿的外形及功能，保护牙齿的深层组织。龋洞充填法是治疗龋洞最常用的方法。

药物疗法主要适用于龋蚀比较浅，还没有形成龋洞的浅龋。常采用氨硝酸银棉球涂擦龋蚀组织。氨硝酸银是一种有防腐杀菌作用的药物，可以有效减少龋齿感染。药物疗法也可与龋蚀磨除法结合治疗，效果更好。

龋蚀组织磨除法适用于龋蚀面积广泛，如整个咬合面龋蚀，不能制成补牙洞形的牙齿。

龋蚀再矿化法指的是通过人工配制含钙、磷、氟的矿化液作用于牙齿，使矿化液中的钙、磷、氟化物渗透到龋蚀中以加固牙齿组织。龋蚀再矿化方法适用于浅龋。最简单的使用方法是将人工配制的矿化液含漱。

龋齿的食疗方法

风热证食疗方

绿豆、鸡蛋、白砂糖

鸡蛋绿豆汤

原料：绿豆（洗净，淘好，捣碎）150 克，鸡蛋（打入碗中，搅匀）2 个，白砂糖 20 克，水 1000 毫升。

做法：将绿豆加入到水中，武火煮沸后，文火继续蒸煮约40 分钟，将绿豆煮烂，然后把鸡蛋加入到绿豆汤里，混匀，煮沸后汤成。口服时可加入适量白砂糖调味，需温服，每日两次，可服至患者牙痛症状消失。

小解：绿豆性味甘、寒，入心、胃经，有清热解毒、消暑之功。在临床上常应用于暑热烦渴、疮毒痈肿等症。适宜风热牙痛、口腔红肿的牙病者食用。鸡蛋性平，味甘，有滋阴润燥、养血安神、健脾和胃等作用，临床上常用鸡蛋治疗体虚、营养不良、贫血等虚弱类疾病。本方中使用鸡蛋可有效减轻因绿豆性寒而伤胃的可能，还可平衡人体的膳食，补充营养。白砂糖可以调味，但易残留在口腔，特别是齿间的糖分对龋齿的治疗是不利的，故口服本方后要刷牙漱口。

金银花、薄荷、冰糖

金银花茶

原料：金银花 20 克，薄荷 15 克，冰糖 15 克，水 700 克。

做法：将金银花、薄荷放入水中浸泡 1 小时，武火煮沸后，加入冰糖，继续蒸煮 10 分钟，去渣取汁。温服，代茶饮，服至牙痛症状消失。

小解：金银花性味甘、寒，归肺、胃、心、脾经，有清热解毒之功效，可用于外感风热或温病初起之证。薄荷性味辛、凉，入肺、肝经，有疏散风热、清利咽喉、透疹之功。临床上常用于感冒风热、温病初起的表证患者。冰糖味甘，性平，归脾、肺经，能补中益气和胃。三者合用可有疏风清热解毒之功，有助于龋齿之风热证的治疗。因方中有糖类物质，故饮后需要刷牙漱口。

阴虚火旺证食疗方

淡豆豉咸蛋粥

咸鸭蛋、淡豆豉、粳米

原料：咸鸭蛋（去壳，切块）2 个，淡豆豉 30 克，粳米 150 克，水 700 毫升，生姜（洗净，切碎）5 克，葱（洗净，切小段）5 克。

做法：将粳米、淡豆豉加入水中，武火煮沸，加入咸鸭蛋、生姜、葱后，用文火继续蒸煮约 30 分钟，粳米煮烂后粥成。本方可代三餐主食食用，需温食，可食至患者牙痛症状消失。

小解：淡豆豉性味辛、甘、微苦、寒，入肺、胃经，有解表除烦之功。临床上常应用于伤风感冒、发热、恶寒、头痛等症。鸭蛋性味甘、咸，有补虚弱、滋阴养血之功。鸭蛋以蛋清洁白、蛋黄金黄出油为佳。二者煮粥可有解热除烦、降火宁心、滋阴生津之功，可有效辅助治疗阴虚火旺之证，减轻牙痛症状。

生地炖瘦肉

鲜生地、猪瘦肉

原料：鲜生地（洗净，切片）50 克，猪瘦肉（洗净，剁碎）100 克，水 500 毫升，生姜（洗净，切碎）5 克，葱（洗净，切小段）5 克，花生油 5 毫升，盐少许。

做法：将鲜生地加入水中，武火煮沸，继续蒸煮 20 分钟，去渣取汁，备用。将油倒入锅中烧热，加入葱花炒至微焦，加入猪瘦肉片炒熟，将备用的药汁以及生姜和少量盐加入锅中，煮沸后继续加热 5 分钟即可。本方需温食，每日两次，可服至牙痛症状消失。

小解：鲜生地性味甘、苦、寒，入心、肝、肾经，有清热凉血、生津之功。在临床上常应用于热邪入营，舌绛口渴，或身发斑疹，或阴虚火旺，咽喉燔肿，以及血热妄行引起的吐血、衄血等症。瘦猪肉性平，味甘、咸，有润肠生津之功，剁碎做菜可解决牙痛患者咀嚼困难的问题。

悄悄话

本品配合猪瘦肉做菜，有泻火解毒、滋阴生津之功，对阴虚火旺证的龋齿病有效，有助于患者在享受美食的同时治疗龋齿。

牙周病

牙周病是常见的口腔科疾病，是危害我们牙齿健康的主要疾病之一。本病是指发生在牙支持组织的疾病，根据病位的深浅，可分为仅累及牙龈组织的牙龈病和波及深层牙周组织的牙周炎两大类。并不是只有到中老年才会受到牙周病的困扰，其实从中学生年龄段开始，牙周病就开始影响到我们了。青少年牙周炎的发病率还是较高的。

牙周病有很多种，较常见的有牙龈炎、牙周炎、牙周创伤和牙周萎缩等。

牙龈炎是症状主要局限于牙龈的炎症性病变，一般不会累及深部牙周组织。本病患者的牙龈受到物理刺激时易出血，患病区域的牙龈充血水肿明显。

牙周炎在牙周病中是较常见的，其主要表现有牙龈红肿、易出血、牙周袋形成、牙周袋溢脓、牙齿松动、牙龈退缩等。口腔 X 线片可见牙周炎者的牙槽骨有不同程度的吸收。青少年牙周炎是累及多数牙周组织的口腔科疾病，大部分病人在中学生年龄段发病，其发病特点是病变发展较快，往往发病早期就出现牙齿松动、牙周袋形成等症状，然后出现继发感染，引起牙周炎症改变。

牙周创伤是指由于啃咬物体时，咬合力过大或咬合方向异常，或外科创伤、牙髓治疗创伤等，导致牙周组织不能承受而造成牙周组织被破坏的一种疾病。其中，咬合创伤发病缓慢，一般初期无明显症状，有时感觉咀嚼无力，或有时有隐痛或钝痛感，时间长了会引起其他牙周病。外科创伤、牙髓治疗创伤等去除病因后，损伤的牙周组织会得到一定程度的恢复。

牙周萎缩主要是出现在牙龈和牙槽骨骨组织上的萎缩性病变。主要表现为牙龈退缩，牙颈部或牙根暴露。发生该病的主要原因是：牙颈部的牙石对牙龈的长期压迫；不正规的刷牙方法对牙周带来的机械性刺激；病变部位牙齿的长期废用所致；因牙齿修复体（如活动性假牙等）存在的一些不太合理的设计而压迫牙龈。

牙周病的早期症状往往不易引起人们的重视，大多数牙周病的进展缓慢，始发时多为牙龈炎，除偶有刷牙出血外并无多少自觉症状，所以不易引起人们的注意，造成牙周组织长期慢性感染，炎症反复发作，牙周反复发生脓肿，牙齿松动越来越明显，牙缝越来越宽，有些患者就诊时病情已比较严重，甚至会造成牙齿脱落，这也是引起成年人牙齿丧失的主要原因之一。

平时的饮食对于牙齿健康的影响也较大。我们需要在平时多摄入营养丰富的蔬菜类、水果类食物，以补充维生素 C，这样可以调节牙周组织的营养，有利于牙周炎患者的康复。多吃一些可提高人体免疫力的的食物，以减少口腔感染的可能。尽量吃较软、易嚼碎的食物，减少对牙齿的磨损。

牙周病重在预防，合理的预防可以消除牙周病的一些病理因素，从而减少或延缓牙周病的发生。在牙周组织受到损伤以前阻止致病因素入侵，如果致病因素已经影响到牙周组织，则最好在牙周损害较轻的时候将其去除。希望家长、教师对学生们进行口腔健康教育和指导，最终达到清除牙周病的病理因素的目的，帮助学生们建立良好的口腔卫生习惯，掌握正确的刷牙方法，并定期进行口腔保健，维护口腔健康，以减少学生们成年后牙周炎的发病率。

牙周病的治疗

牙周病发病后应积极治疗，初期疗效尚好，病变较易阻止，晚期疗效较差，甚至可丧失牙齿。

中医学认为，按脏腑辨证，齿为骨之余，属肾。牙齿的状态是肾之精气的外在表现，是人们生长发育状况、衰老或者疾病的外在表现。

牙周病的内因在于长期的肾精亏虚，以致牙周失养，牙龈萎缩，骨质流失。外因为外邪的入侵，能引起牙周病的外邪主要是热毒之邪。患者体虚不能抵御外邪时，就可导致外邪入侵，从而出现牙龈流脓的邪正交争之象，引起牙周炎。

牙周炎主要分为3种证型，即里实热证、虚热证与肾精亏虚证。里实热证的主要症状是：牙龈局部红肿、疼痛，甚至发炎流脓、出血，舌红苔黄，脉洪；若出现热毒灼伤营阴，则可能会出现口渴欲饮、脉细数等伤阴的症状。治疗时当以野菊花、牡丹皮等清热解毒，兼以滋阴之品共同治疗。对于虚热证，往往伴有阴虚的症状较明显，甚至出现盗汗、潮热等症状，治疗时也会加一些清虚热的药物，如地骨皮等。肾精亏虚证的主要症状是：牙齿较易松动，有酸软感，咀嚼较硬的食物时有无力感，甚至出现牙齿脱落，舌淡苔白，脉细。治疗以滋补肾精为主，常用熟地黄、枸杞子等药物治疗。

牙周病的西医治疗，关键是控制和消除病因，特别是在牙周病早期，最有效可行的方法是每天坚持刷牙，清理牙齿和刮除牙齿上的牙石、牙垢，矫正不良的修复体，减少对牙龈的压迫及减少食物残渣遗留。注意护理牙龈，促进牙龈的血液循环，提高牙龈的抗病能力，锻炼身体，增强机体免疫力。对于比较严重的牙周病，尤其是牙周囊袋的位置较深，普通的治疗方式很难将患处的牙石及病变组织清除干净，这就需做牙周翻瓣术。牙周手术是一种局部手术，在普通的口腔科门诊即可施行。

牙周病的食疗方法

常见牙周病的3种分型中，肾精亏虚证主要在中老年人群中发生，在饮食上注意固本培元就可有效预防。在中学生中发病较少，在本书中就不做详细论述了。

对于在中学生中较常出现的里实热证以及虚热证的牙周病，有很多的食疗方法，多在日常饮食中加入一些石膏、知母等清热泻火的中药材。对于出现阴伤的，可酌加一定量的滋阴药物；对于虚热证牙周病，则可在食物中加入清虚热的中药材，治疗效果较好。

里实热证食疗方

生石膏、牛膝、鸡蛋

石膏牛膝蛋花汤

原料：生石膏 30 克，牛膝 10 克，鸡蛋 2 个，水 800 毫升。

做法：将石膏、牛膝加入到水中，武火煮沸，继续蒸煮 20 分钟，去渣取汁，备用。将鸡蛋打入药汁中，搅匀，煮沸后继续加热 5 分钟，汤成。每日食用两次，需温食，可服至牙龈红、肿、热、痛症状消失为止。

小解：石膏性味辛、甘、大寒，入肺、胃经，有清热泻火、收敛生肌之效。在临床上常应用于温热病、肺胃大热以及胃火亢盛所致的头痛、齿痛、牙龈肿痛等症。牛膝性味苦、酸、平，归肝、肾经，有祛瘀通经疗伤、补肝肾、强筋骨、引血下行、利水通淋之效。临床常应用于瘀滞经闭、腰膝酸痛、足膝痿软无力、吐血、衄血、牙龈肿痛、头痛晕眩等症。二者合用有清热解毒、凉血止血之效，可治疗里实热证之牙周病。鸡蛋性味甘、平，有健脾和胃、养血安神之效，可减少因过食寒凉而伤脾胃的副作用。

石膏粳米汤

原料：生石膏 40 克，知母 12 克，粳米（洗净）100 克，水 1000 毫升。

做法：将生石膏、知母加入 500 毫升水中，武火煮沸，继续蒸煮 20 分钟，去渣取汁，备用。将粳米加入 500 毫升水中，蒸煮约 40 分钟，至粳米熟烂，加入备用的药汁，煮沸后粥成。每日服用 3 次，需温服，可代主食，需服至患者牙龈红、肿、热、痛症状消失为止。

小解：本方来自于《伤寒论》之清热名方"白虎汤"。方中生石膏有清热泻火之效，临床上常用于胃火亢盛所致的头痛、齿痛、牙龈肿痛等症。知母性味苦、寒，入肺、胃、肾经，有清热泻火、滋肾润燥之效。在临床上常应用于温热病、肺胃实热、肺热喘咳、阴虚发热、虚劳咳嗽及消渴等症。两者配合有清热泻火、生津止渴之效，对于热盛伤阴之牙周病有较好的疗效。

虚热证食疗方

薄荷地骨皮饮

原料：地骨皮 12 克，薄荷 10 克，冰糖 10 克，水 500 毫升。

做法：将地骨皮、薄荷加入 500 毫升水中，武火煮沸，继续蒸煮 10 分钟，去渣取汁。可加入适量冰糖调味。温服，代茶饮，可饮至虚热症状消失。

小解：地骨皮性味甘、淡、寒，入肺、肾经，有清热凉血、退虚热之效。在临床上常应用于肺热咳嗽、血热妄行之吐血、衄血、尿血和阴虚发热等症。薄荷性味辛、凉，入肺、肝经，有疏散风热、清利咽喉之效，配合地骨皮可有效治疗牙周病之虚热证。

悄悄话

本品外加冰糖除调味外，还可补益胃气。

近视

什么是近视

近视是因为眼轴过长，造成影像对焦于视网膜的前方，这种情况看远距离的物体时视物模糊，但近视力尚正常。近视与用眼不当有密切关联。如果用眼过度、写字距离太近、在车上看书等，都很容易增加近视的度数。年纪越小，出现不良习惯越严重，近视度数的增加速度越快。中学生的学习压力较小学生大很多，眼睛疲劳程度加剧，从而导致中学生近视眼的患病率长期居高不下。大多数人患近视眼是从中学时代开始的。

近视眼有什么特点

近视的主要特点就是看近处的物体清楚，而看远处的物体模糊不清。

近视发生的原因有先天性和后天性两种。先天性近视和遗传有关系。父母中有人近视的，子女也容易得近视，加上后天不良的习惯，便会发生近视。后天性近视与长期不适当地使用眼睛有关。如在光线不足的情况下看书写字，或看书时书本与眼的距离过近、歪头看书、躺着看书、坐车看书等，都会使眼睛疲劳而发生近视。

根据患者视力的屈光成分，可将近视分为假性近视和真性近视。

假性近视又称调节性近视，其眼球轴径的长度是正常的，但屈光间质的屈折力异常，多为晶状体调节过度，因此远处的光线射入眼睛后成像于视网膜之前。散瞳后近视完全消失，表现为正常视力或远视眼。

真性近视也称轴性近视，其屈光间质的屈折力多正常，但眼轴的前后径过长，导致远处的光线射入眼睛后成像于视网膜之前。

假性近视在治疗时需要引起患者家长的足够重视。假性近视是由于眼睛在看远距离的物体时，仍保持着一定程度的调节视力的功能。也就是说，当眼睛在由看近距离物体转为看远距离物体的时候，眼睛会调节紧张的屈光状态，它随着看远距离物体和调节放松而减轻或消失。所以，假性近视在治疗或者充分休息时则减轻或消失，当人们不注意保护眼睛时又可复发。各种各样的治疗方法都可能有一定的治疗效果，但几乎所有的治疗方法都不能彻底根除本病。因此，在治疗近视眼时应选择对眼睛无害，即使长期应用对视觉发育亦无影响的治疗方法。

假性近视在保护好眼睛的前提下，可以自行好转，所以大家不要老是想着近视后怎么治疗，而要注意视力的保护和眼睛的放松。对于真性近视，治疗效果比假性近视差，但是如果得到有效的保护与治疗的话，可减缓近视度数的增加。

近视的防治

对于近视的治疗，很多家长都有很深的感触，往往都是一个字——难。假性近视治疗后效果很难维持，真性近视很难取得明显的效果。现阶段常用的治疗方法主要是配镜法和手术治疗法。由于涉及费用及危险程度的问题，配镜法就成为最常用的方法了。

我认为，最重要的对付近视眼的方法不是治疗，而是预防。孩子们平时在学习、生活中应尽量做到如下几点：

（1）平时要注意饮食营养，多吃富含维生素A、高蛋白质、富含锌的食物，食品的种类要尽量多，不要偏食、挑食、缩食。很多孩子的视力下降迅速，往往就是因为体内相关营养缺乏。

①多吃些含有动物肝脏、蛋类、奶油和鱼肝油的食品，因为这类食品含有丰富的维生素A，而体内缺少维生素A的患者往往较易患近视。一些水果、蔬菜，如猕猴桃、胡萝卜、花生、菠菜、西红柿等维生素A的含量也较高，平时也可搭配食用，用眼过度者尤其应多吃。

②蛋白质是构成人体细胞的重要组成成分，可有效修补眼睛的受损组织，因此，平时要多吃一些富含蛋白质的食物，如鱼、虾、动物内脏、瘦肉、牛奶、蛋、豆类等食物。

③保证钙质的供应。排骨汤、虾皮、豆制品、牛奶不仅富含钙，而且利用率也相当高。

④人体的微量元素锌能有效增加眼睛的视觉神经的敏感

度，如果人体内的锌元素长期摄入不足，则会影响正常的视力。因此，要注意多吃富含锌的食物，如动物肝、牛奶、花生、海鱼、白菜、萝卜、韭菜、蒜苗等食品。用新鲜水果作为饭前或饭后的零食是再好不过的选择，比如橘子、苹果、干果（如葡萄干）等，饭前或饭后半个小时左右食用更能充分发挥其营养功能。

以上所述的这几类食品，像动物肝脏、牛奶、蛋类、豆类等食品，含有多种人体所需的营养物质，可以多食用一些。不过，各位家长也需注意，平时要注意做菜花样的翻新，要是总吃一样的菜，早晚会吃腻的。

（2）看书、写字时，眼睛与书面的距离保持30～40厘米，如果长时间看书、写字，则需要中间有停顿，休息一下，做做眼保健操，看看远处的东西。另外，尽量避免长时间近距离使用眼睛。

（3）避免在汽车、火车等移动或晃动的交通工具上看书、写字，以及长时间用眼睛近距离看一些事物。

（4）不要在光线不足或光线太强的地方看书、写字、学习，以及进行其他有可能需要长期使用眼睛的活动。

（5）保证充足的睡眠，尽量多地参加户外活动，尽量多地远望绿色植物。

（6）避免长时间看电视、用电脑、用电子词典、玩游戏机等，使用时注意眼睛与荧光屏要保持距离。

（7）每天坚持做眼保健操，特别是在长时间使用眼睛或眼睛疲劳的时候。

牛奶鸡蛋汤

牛奶、鸡蛋、白砂糖

原料：牛奶 500 毫升，鸡蛋 2 个，白砂糖 20 克。

做法：将鸡蛋壳打碎后，将内容物倒入牛奶中，将两者搅匀，加热煮沸，加入白砂糖，搅匀后继续蒸煮 5 分钟即可。本品可每日口服两次，或者患者饥饿时随时口服本品，若不喜欢甜食，可不加白砂糖。

小解：牛奶性平，味淡，有补血益气、健脾和胃之功。临床上常将牛奶应用于体弱多病、头晕眼花、营养不良等症。青少年正是长身体的时候，多喝牛奶可有效促进人体生长，对眼睛以及视力的发育成熟也有较好的作用。鸡蛋性平，味甘，有滋阴润燥、养血安神、健脾和胃等作用，临床上常用鸡蛋治疗体虚、营养不良、贫血等虚弱类疾病。此外，牛奶、鸡蛋均含有一定量的维生素 A 和大量的蛋白质，这均有利于孩子们视力的发育。孩子们用眼过度时，本方所含的丰富的营养物质也可有效帮助患者减轻疲劳，恢复视力。

枸杞鲫鱼汤

鲫鱼、枸杞子、白砂糖

原料：鲫鱼（宰杀，洗净，切片）1 条，枸杞子 15 克，白砂糖 10 克，葱（洗净，切段）5 克，姜（洗净，切丝）5 克，油 5 克，盐少许，水 500 毫升。

做法：将油放到锅里烧热，将葱花加入并炒至微焦，加入鲫鱼，翻炒至八成熟，加入枸杞子、白砂糖、姜、水，煮沸后继续炖 20 分钟即可。可将本方当作三餐菜肴食用，可长期服食。

小解：鲫鱼性平，味甘，有益气健脾、开胃调气之功，常用于脾胃虚弱、厌食等症的食疗。枸杞子性味甘、平，入肝、肾经，有补肾益精、养肝明目之功。在临床上常应用于肝肾不足之遗精、腰膝酸痛、头晕、目眩等症。两者同用可有效滋补全身，进而营养到全身各处，有利于眼睛的营养和疲劳的恢复。若在烹饪过程中，适当地加入一些牛奶，味道会更鲜美。

猪肝粥

新鲜猪肝、大米

原料：新鲜猪肝 100 ~ 200 克，大米适量。

做法：将猪肝洗净、切碎，大米淘洗干净，两者一同放入锅内，加入适量水，先用武火煮沸后，再改用文火将两者煮至烂熟，加入适量食盐等调味品，即可食之。

小解：猪肝性温，味甘、苦，能养血、补肝、明目，有益于眼疾的治疗，还有利于孩子的智力和身体发育。猪肝中的维生素 A 含量远远超过奶、蛋、肉、鱼等食物，能保护视力，维持正常的视力，防止眼睛干涩和疲劳。但是，由于动物的肝脏是动物体内最大的毒物中转站和解毒器官，所以猪肝一定要处理干净。要先将猪肝放在自来水下冲洗，然后再将其置于水中浸泡半个小时，清水一定要完全淹过猪肝。若是急于烹饪，可将猪肝切成小块，放在盆中反复抓洗，然后盛入容器中，放在自来水下冲洗。猪肝粥主治各种慢性虚性眼病。

羊肝、枸杞子 枸杞羊肝羹

原料：羊肝 100 克，枸杞子 15 克，葱、姜、绍兴黄酒少许。

做法：将羊肝洗净后，用绍兴黄酒泡 20 分钟，剁成羊肝泥待用；枸杞子洗净并去杂质后待用。把锅置武火上烧热，加入素油，烧至六成热时，下入姜、葱爆香，加入水 250 毫升，放入枸杞子，用文火煮 5 分钟后，加入羊肝泥、盐拌匀，再煮 5 分钟即成。

小解：羊肝的功效与猪肝类似，但是羊肝性凉，味甘、苦，不容易上火，所以对肝肾阴虚者效果更佳。《本草纲目》记载："枸杞子，补肾生精，养肝……明目安神，令人长寿。"枸杞子富含胡萝卜素（维生素 A 原）、维生素 B_1、维生素 B_2 和钙，是健康眼睛必需的营养，长期服用可以使眼睛轻松明亮。枸杞羊肝羹能够养肝明目、益精补血，可缓解眼疲劳，治疗肝肾虚弱之目昏、耳鸣。

过敏性鼻炎

什么是过敏性鼻炎

过敏性鼻炎是指由于人体对某些过敏原的敏感性增高，发生以鼻腔黏膜组织的炎性病变为主的 I 型超敏反应。过敏性鼻炎患者均为过敏体质，有些可以成为过敏原的东西对大多数正常人来说是无害的，但对于过敏体质的人来说，便可能引起过敏反应。本病又称变应性鼻炎，是发生在鼻腔黏膜的变应性疾病，可引起多种并发症。

过敏性鼻炎有什么特点

有过敏体质家族史的人群易患过敏性鼻炎，患者的家庭直系亲属多有过敏体质。不过，近年来由于我国工业化进程的加快，空气质量下降，环境污染，导致过敏性体质的人数上升。

本病的主要表现为鼻腔黏膜的充血或者水肿，当患者接触一些可引起本病的过敏原时，就会导致本病的发作，如通过呼吸吸入一些常见植物的花粉时，经常会出现鼻塞、鼻痒、流涕、喷嚏、喉部不适、咳嗽等症状。本病在中学生中较为多见，并且会影响患者的嗅觉，因此在高考报志愿时往往会受到影响，并可能因体检受限制而不能报考自己喜欢的专业，所以希望大家关注本病，以减少本病的发病时间、次数、发病程度。

引起本病的过敏原按其进入人体的方式分为吸入性过敏原和食物性过敏原两大类：

（1）吸入性过敏原主要是通过呼吸吸入鼻腔。此类过敏原多可悬浮于空气中，可随空气飘动。①导致本病的最常见的过敏原是花粉，但并不是所有的花粉都能引起过敏性鼻炎发病。只有那些花粉量大、过敏原性强并借助风来传播的花粉才最有可能成为过敏原。不过，随着工业的不断发展，废气越来越多，空气中的有害物质浓度增加，这就有可能促使悬浮于空气中的花粉发生变异，使原本不具有过敏原性的花粉也具有较强的过敏原性。这可能是导致近年来过敏性鼻炎的发病率显著上升的主要原因之一，当然也有可能是空中的废气本身具有过敏原性。空气中的花粉有显著的季节性，春季和夏季是花粉播散的高峰，从而也是过敏性鼻炎的高发季节。②真菌虽然主要存在于土壤和腐败的有机物中，但其含有过敏原性的孢子可借风广泛传播，空气中的数量有时甚至高于花粉，也可引起过敏性鼻炎发病。由于真菌多在夏季繁殖，其孢子在空气中的数量高峰多在夏季，所以真菌孢子引起的过敏性鼻炎多在夏季发生。③对于一些家庭或者卫生工作不过关的地方，尘螨引起的过敏性鼻炎也较多见。尘螨主要寄生于居室的床褥、枕头、衣服等处。螨虫的排泄物、卵、肢体等，均可成为过敏原，如果不注意，打扫卫生的时候就可能导致这些螨虫的碎屑飘荡在空气中，从而导致过敏性鼻炎的发生。④对于家中养宠物的家庭，动物皮屑会遍布家中各处，动物皮屑是最强的过敏原之一。所以，有过敏性鼻炎的患者，特别是过敏原为动物皮屑的患者，家里最好不要养宠物。⑤另外，家禽或被褥、枕头和衣物中的羽毛，以及室内的尘土等，皆可成为过敏原。

（2）食入性过敏原是指由人们经消化道进入人体而引起过敏性鼻炎的过敏原物质。日常生活中的牛奶、蛋类、鱼、虾、蟹、肉类、谷物、水果，甚至极个别的蔬菜，都可成为过敏原。因此，患者要注意避开这些可能导致本病的食物。

本病的主要症状为：患者眼睛发红发痒，揉搓过多时会流泪。鼻有痒感，鼻涕增多，多为清水涕，经常会突然打喷嚏。鼻腔不通气，呼吸受限制，导致患者经口呼吸，嗅觉下降，可有头昏、头痛的症状。

过敏性鼻炎的治疗

治疗过敏性鼻炎主要有 3 种方法：一是避开过敏原，二是进行脱敏治疗，三是药物治疗。我们需要掌握各种过敏原的特点，才能有效避开过敏原。脱敏治疗是将过敏原的提取物滴入舌下，使呼吸道黏膜产生耐受性，从而减轻或控制人体的过敏反应，减少相应的过敏症状，到达脱敏治疗的目的。本方法可以有效做到标本兼治，即根本性治疗过敏性鼻炎，脱敏彻底。另外，脱敏治疗的安全性高，很少出现较重的副作用，最大程度地保障了该治疗方法的长期用药安全性。对于过敏性鼻炎，我们也常用药物治疗，用得较多的主要是抗组织胺类药物，如扑尔敏口服抗过敏；使用类固醇激素药物，如口服强的松，减轻过敏症状；还可以外用滴鼻药滴鼻治疗，可减少鼻腔感染，减轻过敏性鼻炎的症状。

过敏性鼻炎的饮食注意

（1）过敏性鼻炎患者应多食富含维生素 C 和维生素 A 的食物，如白萝卜、大白菜、菠菜、小白菜等，宜食用温性的食物，如生姜、韭菜、葱、香菜等。

（2）过敏性鼻炎患者发作时，禁食下列易引起过敏或有刺激性的食品：

①海鲜类、牛肉、含咖啡因饮料、巧克力、柑橘汁、玉米、乳制品、蛋、燕麦、花生、鲑鱼、香瓜、番茄等。

②刺激性食物：如辣椒、芥末、胡椒等，容易刺激呼吸道黏膜。

③生冷食物和冷饮：这类食物会降低人体的免疫力，并易造成呼吸道过敏。

④避免食用富含下列食品添加剂的食物，如香草醛、苯甲醛、桉油醇、单钠麸氨酸盐等食物添加物及人工色素，特别是黄色五号色素。

（3）注意开窗通风，保持室内空气新鲜，尤其是新装修的家庭，更要采取一定的措施去除空气中有刺激性的物质；注意及时晾晒衣被，避免尘螨滋生；家里最好不要养宠物，让孩子少接触宠物；尽量少养开花、花粉较多的植物。

辛夷、葱白、猪瘦肉、淡豆豉、生姜

葱白瘦肉汤

原料：辛夷 10 克，葱白 35 克，猪瘦肉 100 克，淡豆豉 20 克，生姜 10 克，料酒 10 毫升，食盐适量。

做法：将辛夷洗净，用干净的纱布包好；淡豆豉洗净；葱、姜切成段；猪肉洗净后切成丝。将瘦猪肉、葱、姜放入锅内，加入适量水、料酒，先用武火煮沸，再用文火煮 25 分钟，加入淡豆豉、辛夷包、食盐适量，煮沸即成。

小解：辛夷性味辛、温，归肺、胃经，有发散风寒、宣通鼻窍之功效。因为辛夷上面有一层小绒毛，可刺激咽喉，所以先用纱布包好，再放入锅内同煮。葱白、淡豆豉、生姜配合应用，具有疏散表寒之功效。葱白瘦肉汤有散塞通阳、宣通鼻窍之功效。

辛夷、白萝卜、猪肉

辛夷萝卜瘦肉汤

原料：辛夷 10 克，白萝卜 300 克，猪肉 100 克，葱、姜各 10 克，料酒 10 毫升，食盐适量。

做法：将辛夷洗净，用干净的纱布包好；白萝卜洗净后切成块；猪肉洗净后切成丝；葱、姜切成段。将辛夷、白萝卜、

219

猪肉丝、葱、姜放入锅内，加入适量水，放入料酒，先用武火煮沸，再用文火煮 30 分钟，加入适量食盐调味即可。

小解：白萝卜能消食、顺气，对咳嗽和急慢性呼吸道疾患有疗效，配合辛夷可增强其发散风寒、宣通鼻窍之功效。葱白、生姜、料酒配合应用，同样具有散寒之功效。辛夷萝卜瘦肉汤能顺气消食，宣利鼻窍。

遗精

什么是遗精

男孩进入青春期后，睾丸以及精子发育成熟。前列腺和精囊分泌的精液达到一定量后，就会混合着精子从阴茎里流出来或喷射出来，这个过程就叫遗精。

遗精有什么特点

首次遗精多在 14 岁的男孩中发生。遗精常常发生于睡眠过程中，这叫"梦遗"。梦遗时精液的量往往不是很多，男孩通常会醒来。

一般来说，每个月有 1 ~ 3 次遗精，这是正常的生理现象，没有必要感到紧张。但如果遗精次数太频繁，或遗精后男孩对这种过程的反应过大，就属不正常的情况了。一些男孩遗精的次数太过频繁，在梦遗时常会被惊醒，精神比较紧张，容易出现心理负担，进而导致头痛、失眠、头晕脑胀、无精打采、厌食、疲乏无力等症状，临床上称为"遗精病"。

遗精病虽然不是大病，人体也没用什么病理变化，但对于学习较忙的中学生男孩来说就有比较大的影响。由于精力下降，孩子们上课时注意力、记忆力会下降，学习成绩也会因此而受到影响。

为了防止男孩出现遗精病，可以尝试做到以下几点：合理安排学习与生活，劳逸结合；睡前不要看有言情刺激的书或影视节目；杜绝手淫；如果出现性困惑，需要及时与家长沟通，当然，家长也应该主动帮助青春期的孩子。另外，一些合理的饮食可以改善遗精病的症状，下文将给出一些有这种作用的饮食方法，希望对各位家长有所帮助。

遗精病的饮食治疗

饮食调节是治疗遗精病的常用方法，不但对人体没有什么损害，还易被广大青少年朋友所接受。我们常将遗精病分为 3 种证型：阴虚火旺证、湿热下注证、肾精不固证。三者的区别为：阴虚火旺证患者有梦遗和早泄的症状；湿热下注证患者遗精时可有梦也可无梦，有小便短赤、口苦的症状；肾精不固证患者往往遗精时是无梦的，多伴有滑精、面色白、精神差、乏力的症状。下文将依据这 3 种证型给出常用的食疗方，以便于各位家长朋友选取。

阴虚火旺食疗方

芡实、苦瓜、粳米

芡实苦瓜菜粥

原料：芡实 15 克（打成粉），苦瓜（洗净，切片）100 克，粳米 100 克，水 700 毫升。

做法：先将粳米加入到水中，武火煮沸，加入芡实和苦瓜蒸煮 30 分钟，粥烂即可。本方可代三餐主食食用，需温服，食用至患者症状痊愈。

小解：芡实性味甘、平，入脾、肾经，有固肾涩精、补脾止泻之功。在临床上常用于治疗遗精、带下、小便不禁、泄泻等症。苦瓜性味苦、寒，有清热除烦之功，配合芡实可有效治疗阴虚火旺之遗精。

丹皮、知母、甲鱼

丹皮炖甲鱼

原料：丹皮 10 克，知母 10 克，甲鱼（宰杀，洗净，剁成块）约 400 克，葱（洗净，切段）5 克，姜（洗净，切丝）5 克，花生油 5 毫升，料酒 5 毫升，水 500 毫升，盐少许。

做法：将丹皮和知母加入到水中，武火煮沸，继续蒸煮 20 分钟，去渣取汁，备用。将花生油加入到锅中烧热，加入甲鱼块，翻炒至肉块八成熟，将备用的药汁及葱、姜、料酒、盐等佐料加入锅中。武火煮沸后，继续蒸煮 40 分钟。本品可代替餐桌上的菜肴食用，每周 1 ~ 3 次，加热后食用，食至症状消失为止。

小解：丹皮性味辛、苦、微寒，入心、肝、肾经，有清热凉血、活血散瘀之效。在临床上常应用于温热病、经闭、跌仆损伤、疮痈肿毒、肠痈等症。知母性味苦、寒，入肺、胃、肾经，有清热泻火、滋肾润燥之功。在临床上常应用于肺胃实热、阴虚发热、虚劳咳嗽及消渴等症。甲鱼身上的鳖甲性味咸、平，入肝、脾、肾经，有滋阴潜阳、散结消痞之功。在临床上常应用于肾阴不足、潮热盗汗、阴虚阳亢、热病伤阴、阴虚风动等证。三者配合可有清热泻火、滋阴潜阳之功效，可有效治疗阴虚火旺之遗精。

湿热下注食疗方

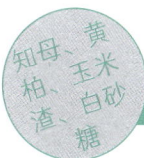

知母、黄柏、玉米渣、白砂糖

知柏棒渣粥

原料：知母 10 克，黄柏 10 克，玉米渣 200 克，白砂糖 20 克，水 800 毫升。

做法：将知母、黄柏加入到水中，武火煮沸后，继续蒸煮 20 分钟，去渣取汁，备用。在玉米渣中加入备用的药汁，搅匀，武火煮沸，继续蒸煮 30 分钟，调入白砂糖，粥成。早、晚各服用 1 次，需温服，服至症状消失。

小解：黄柏性味苦、寒，入肾、膀胱、大肠经，有清热燥湿、泻火解毒、清虚热之功。在临床上常应用于湿热泻痢、湿热黄疸、热毒疮疡、湿疹、阴虚发热或梦遗滑精等症。知母有清热泻火、滋肾润燥之功。二者合用可有清热燥湿之功，对于湿热下注型的遗精较为有效。

肾精不固食疗方

莲子炖猪肚

原料：莲子（洗净，去莲心）30克，猪肚（洗净，切条）300克，葱（洗净，切段）5克，姜（洗净，切丝）5克，花生油5毫升，料酒10毫升，水700毫升，盐少许。

做法：将花生油加入锅中烧热，加入猪肚，翻炒至八成熟，加入莲子和水，武火煮沸，继续蒸煮30分钟，加入葱、姜、料酒和盐，再蒸煮20分钟即可。本方可当作菜肴食用，需温服，常人可食用。

小解：莲子性平，味甘、涩，有补益脾胃、止泻、养心安神、补肾固涩等功效。在临床上常用来治疗脾虚泄泻、食欲不振、肾虚遗精等症。猪肚性温，味甘，有补虚损、健脾胃的功效，男子遗精、女子带下、小儿泄泻者食用较宜。两者配合可有健脾益胃、补肾固精之功，对于肾精不固型的遗精有较好的治疗作用。

枸杞子炖鸡汤

原料：枸杞子 30 克，柴公鸡（洗净，剁成块）约 500 克，葱（洗净，切段）5 克，姜（洗净，切丝）5 克，料酒 10 毫升，茴香 3 克，花椒 3 克，水 400 毫升，盐少许。

做法：将柴公鸡加入到锅中炒熟，加入枸杞子、花椒、茴香、水，武火煮沸，继续蒸煮 30 分钟，加入料酒、葱、姜、盐，再蒸煮 20 分钟即可。需趁热食用，常人亦可服食。

小解：枸杞子性味甘、平，入肝、肾经，有补肾益精、养肝明目之功。在临床上常应用于肝肾不足之遗精、腰膝酸痛、头晕、目眩等症。鸡肉性温，味甘，有温中益气、补肾填精之功。

悄悄话

枸杞子和柴公鸡配合，可有效治疗肾精不固引起的遗精。

痛经

痛经是指女生在行经前后，出现小腹或腰骶部疼痛。本病随月经周期而发作，严重者可伴有恶心、呕吐、冷汗淋漓、手足发冷等症状，给学习及生活带来不便。很多女生从月经初潮开始就患有本病。

临床上常将其分为原发性痛经和继发性痛经两种，原发性痛经指生殖器官无明显病变的痛经，故又称功能性痛经，本型痛经在中学生中较为多见；继发性痛经多因生殖器官有器质性病变所致。

痛经有什么特点

痛经是妇科的常见病，病因多，病机复杂，易反复，治疗较有难度。本病的主要表现为：在女性经期或行经前后，发生周期性下腹部疼痛，主要为隐痛、坠痛，较重者可表现为绞痛、痉挛性疼痛、撕裂性疼痛等，疼痛可放射至骶腰部，常伴有全身症状，如胸闷、烦躁、易怒、失眠、乳房胀痛、肛门坠胀、头痛、恶心、呕吐、倦怠乏力、面色苍白、四肢冰凉、冷汗淋漓、虚脱昏厥等症状。

经过妇科检查未能发现生殖器官有明显异常者，称原发性痛经。本病在未婚女青年及月经初期的少女中较为普遍，而该年龄段主要涵盖在了中学生的年龄段。原发性痛经在正常分娩后，疼痛多可缓解或消失，预后较好。但患者从月经初潮到结婚生子往往需要十几年的时间，我们不能用怀孕生子的方法来治疗本病，需要积极治疗。中医学对本病有较深的认识，主要有气滞血瘀、寒凝胞中、湿热下注、气血虚弱、肝肾亏虚五种分型。用美食来辅助治疗本病，定会受到广大小女生的喜欢。

继发性痛经指的是生殖器官有明显病变且与本病有关的痛经，如子宫内膜异位症、盆腔炎、子宫颈管狭窄、盆腔肿瘤等疾病引起的痛经。这类痛经首先需要明确诊断，治疗原发病，等原发病治愈后，如果还存在痛经，可以使用本文提供的食疗方加以调治。

预防痛经的方法

（1）正确认识生理现象，调整好心态。月经的来潮是女子进入青春期的标志，在此阶段要让孩子及时掌握这方面的生理卫生知识，让孩子明白月经来潮是怎么一回事，消除孩子的担心和害怕心理，让孩子了解到自己的身体已经发育到一个新的阶段，月经来潮是一种很自然的生理现象，以便让孩子正确对待生理周期，调整好心态。如果缺乏这方面的知识，有些女生就会对月经出血、经期伴随的一些不适症状过分担忧，会产生恐惧、紧张、焦虑与害羞等心理负担，这种心理负担和不良情绪反过来会造成气机紊乱、血行不畅，进而诱发或加重痛经。

还有一些女生平时月经来潮时很正常，不适感较少，但是临近考试或者学习紧张时，经期不适症状就会加重，甚至发生痛经或闭经，这就和心理因素关系很大。所以，家长要做好孩子的心理疏导，给孩子减负，让孩子知道担心和焦虑解决不了任何问题，反而让自己背上了沉重的包袱，只有从心理上卸下包袱，轻装上阵，安排好每天的学习和生活，才能实现梦想。

因此，女生首先要学习和了解一些青春期的生理卫生知识，解除对月经这种正常生理现象的误解，消除心理负担和不良情绪，这是预防痛经的首要问题。

（2）注意起居有常和饮食有节。在中医经典《黄帝内经》中记载，要想保持健康，就必须遵循一些原则："其知道者，法于阴阳，和于术数，饮食有节，起居有常，不妄作劳，故能形与神俱，而尽终其天年，度百岁乃去。"意思是说，要保持身体健康，就必须适应自然界的变化规律，饮食、起居、情绪、劳逸等要有节度和规律。女性由于存在生理周期，在生活与起居、劳作方面必须要根据生理周期适当调整和合理安排。具体来说，下面几点是特别需要注意的：

①忌生冷、宜温暖：女孩子一定要注意不宜过食生冷，尤其是青春期发育的女孩子，不管是否处于月经期，都尽量避免食生冷之品，否则影响发育，甚至大大加大成年以后患痛经、不孕症的几率。冰淇淋、冰棍等冷饮在月经期和月经前一周禁食，因为若食用这些冷饮，一则伤脾胃、碍消化，二则易损伤人体阳气，易生内寒，寒气凝滞可使血运不畅，引起或加重痛经。冬天下身一定要注意保暖，现在许多中学生为了美观，冬天只穿一条单裤过冬，殊不知这样会加大患上痛经和其他妇科

疾病的几率。在月经期尤其要注意避免用冷水洗足、淋雨涉水等寒冷刺激，所以注意保暖是必须要强调的，是预防痛经很重要的一项内容。

②起居有常：在月经期及月经前后要合理安排好生活，不宜过度劳累，不要熬夜，避免剧烈的体育运动和过度的精神刺激等。这里需要强调的是，月经期一定要避免参加剧烈和明显增加腹压的运动，如跳高、百米赛跑和踢足球等激烈运动，以及俯卧撑、哑铃等增加腹压的锻炼，因为这样有可能会引起经期流血过多或子宫位置改变，还有可能造成子宫内膜脱落不全而造成子宫内膜异位。月经期间及月经前后可采取像走路这样平缓、适度的运动。平时其他时间可以加强体育锻炼，增强体质，对于预防和治疗痛经也是有好处的。

③饮食宜忌：痛经患者在月经来潮前一周以清淡、易消化的饮食为宜，避免进食生冷之品。月经来潮以后，更应避免一切生冷、不易消化和有刺激性的食品，如生葱、生蒜、胡椒、辣椒、白酒等。避免食用含咖啡因的食物，如咖啡、茶、可乐、巧克力，因为咖啡因可使神经紧张，可能促成月经期间的不适。避免食用过甜或过咸的食物，因为它们会加重胀气及水钠潴留。此期可以适当吃一些酸味的食物，因酸味的食物有缓解疼痛的作用，如酸菜、醋等；还可多吃一些温性的食物，比如红糖，具有益气补血、健脾暖胃、缓中止痛、活血化瘀的作用。痛经患者平时一定要注意饮食的多样化，不可偏食、挑食，多吃新鲜的蔬菜、水果、鸡肉、鱼肉等。

痛经的治疗

1. 西医治疗

（1）一般治疗：应重视心理治疗，阐明月经时轻度不适是生理反应。疼痛不能忍受时适当应用镇静、镇痛和解痉药物。

（2）前列腺素合成酶抑制剂：前列腺素合成酶可减少前列腺素的产生，防止出现痉挛性子宫收缩，从而减轻或消除疼痛。

2. 中医治疗

中医将痛经分为气滞血瘀、寒凝胞中、湿热下注、气血虚弱、肝肾亏虚几种主要的证型，针对不同的证型采取不同的药物、针灸等方法治疗。

（1）气滞血瘀证的主要表现：每于经前一二日或经期小腹胀痛、拒按，经血量少，或排出不畅，经色紫暗有块，血块排出则疼痛减轻，胸胁乳房作胀，舌质紫暗，舌边或有瘀点。

（2）寒凝胞中证的主要表现：经期或经后小腹冷痛，得热痛减，经量少，经色暗淡或暗黑有块，腰腿怕冷，可伴小便清长，大便不成形、偏稀等。

（3）湿热下注证的主要表现：经前、经期少腹胀痛，经量多，经色红，质稠或有块，平日带下色黄或有秽臭，舌红，苔黄腻，脉弦数。

（4）气血虚弱证的主要表现：经期或经净后，小腹隐痛，喜揉按，月经色淡、量少、质稀，伴神疲乏力，面色苍白，舌淡，苔薄，脉虚细。

（5）肝肾亏虚证的主要表现：经净后小腹隐痛，腰酸，经血量少而质薄，经色暗淡，或有头晕耳鸣，小腹空坠不温，舌质淡，苔薄白，脉沉细。

痛经食疗方

香附枳实萝卜汤

枳实、香附、白萝卜

原料：枳实30克，香附30克，白萝卜250克，食盐适量。

做法：将白萝卜洗净后，切成块备用；在锅内倒入适量水，加入萝卜块、香附和枳实，先用武火煮沸，改用文火煎煮半个小时，加入适量食盐及调味品，吃萝卜饮汤。

小解：白萝卜味辛、甘，性凉，入肺、胃经，为食疗佳品，有清热解毒、顺气通便、生津止渴之功效；枳实味苦、辛，性寒，归脾、胃、肝、心经，有破气消积之功；香附可理气止痛。香附枳实萝卜汤适用于气滞型的痛经患者。

红花排骨汤

藏红花、丹参、当归、猪排骨、红糖

原料：藏红花10克，丹参40克，当归50克，猪排骨500克，红糖50克。

做法：将排骨洗净后切块，放入锅内和其他药物一起炖，可加入适量食盐调味，待排骨熟透后，可吃肉喝汤。

小解：猪排骨有滋阴润燥、益精补血之功效；当归具有养血活血之功效；藏红花具有活血祛瘀之功效；丹参能养心安神，活血祛瘀；红糖是最好的活血化瘀良药。诸药配合在一起，可起到活血化瘀、补益精血的作用，适用于气滞血瘀的痛经患者。

马鞭草、猪蹄、黄酒

马鞭草炖猪蹄

原料：马鞭草30克，猪蹄2只，黄酒、生油（如花生油）各30克。

做法：将猪蹄洗净，劈开后切成几块备用；将锅烧热，放入生油，将马鞭草倒入锅内，加入适量黄酒炒一下，放入砂锅内；将猪蹄放入砂锅内，加入适量水和食盐，炖至猪蹄烂熟，即可食用。

小解：马鞭草味苦、微寒，有活血散瘀、解毒、利水消肿之功效，常用于治疗癥瘕积聚、痛经、闭经等症；猪蹄可补充营养，促进血液循环；黄酒可以温经通脉。马鞭草炖猪蹄适用于气滞血瘀或寒湿凝滞的痛经患者。

桂枝、山楂肉、红糖

桂楂红糖汤

原料：桂枝8克，山楂肉15克，红糖30克。

做法：将桂枝、山楂放入锅内，加水适量，煎煮半个小时后放入红糖，略开几沸即可，趁热饮用。

小解：桂枝具有温经通脉、助阳化气之功效，适用于寒凝血滞诸痛证。山楂肉具有消食化积、行气散瘀之功效，能行气止痛。桂楂红糖汤适用于寒凝气滞之痛经患者。

当归、黄芪、老母鸡、猪肉

归芪鸡肉汤

原料：当归 20 克，黄芪 20 克，老母鸡 1 只，猪肉 200克，葱、姜、蒜、食盐各适量。

做法：将鸡肉处理干净，猪肉洗净后切成块，一同放入锅内，加入当归和黄芪，加水略多一些，用武火炖沸，除去浮沫，放入葱、姜、蒜、食盐调味，用文火炖至鸡肉熟透，即可食用。

小解：当归具有补血活血、调经止痛、润肠之功效，为补血的要药，主要治疗血虚或血虚兼有瘀滞的月经不调、痛经、闭经等症。黄芪具有补气之功效，两者相配，可气血双补。猪肉和鸡肉同用，具有补气补血、补益肝肾之功效，适用于气血亏虚、肝肾不足的痛经患者。

当归、生姜、米酒、鸡蛋、大枣、龙眼肉

当归龙眼蛋汤

原料：当归 20 克，生姜 15 克，米酒 20 毫升，鸡蛋 2 个，大枣 15 克，龙眼肉 10 克。

做法：将生姜、当归、龙眼肉洗净后放入锅内，加入适量水，同煎 30 分钟，去渣，将鸡蛋打散后和米酒、红枣一同倒入药汁中，将鸡蛋汤煮沸，将红枣煮烂，即可食用。

小解：当归主要治疗血虚或血虚兼有瘀滞的月经不调、痛经、闭经等症。米酒具有温经散寒之功效。龙眼肉具有补益心脾、养血安神的功效。

悄悄话

当归龙眼蛋汤适用于气血虚弱的痛经患者。

经前期紧张综合征

什么是经前期紧张综合征

经前期紧张综合征指的是有些女孩在经前反复出现的身体和精神症状，主要表现为月经前疲劳乏力、紧张、抑郁、易怒、焦虑、神情淡漠、失眠、头痛、水肿、乳房胀痛等。本病对日常生活和学习的影响较大，很多女孩子在高考前或者家庭有变故时发生本病或病情加重，进而形成恶性循环。

经前期紧张综合征的特点

经前期紧张综合征多在经前一星期开始出现症状，然后症状逐渐加重，至月经前两天左右最为严重，月经来潮后症状会很快消失。不过，也有些病人的症状会持续到月经开始后的 3 天左右才完全消失。患经前期综合征的女孩往往出现多种精神方面或神经方面的症状，常见的精神症状主要包括烦躁、焦虑、过度敏感、抑郁、情绪不稳等，严重者可能会伴有自杀意识；体质性症状主要包括乳房胀痛、四肢肿胀、腹胀不适、头痛等。

目前经前期紧张综合征的病因还不十分明确，但肯定和生理因素、社会因素有关，据研究，其可能还和维生素 B_6 缺乏有一定的关系。在中学生时代，孩子所面对的来自于学校、家庭的的压力，无疑也成了本病产生的一大助力。

经前期紧张综合征的治疗

经前期紧张综合征的临床表现较多，因此针对不同的情况，需给予不同的治疗。经过正确的诊治，绝大多数的经前期紧张综合征患者的症状可得到明显的改善。

首先是精神治疗，医生需要根据病人的精神症状特点，设计针对性的心理和行为治疗方案，帮助患者调整心理状态。其次，根据患者的症状，在医生的指导下使用一些药物治疗，如有明显抑郁症状的患者，需针对性地选用抗抑郁症的药物；有明显焦虑症状的患者，给予镇静剂；以乳房胀痛、腹痛、头痛等疼痛症状为主的患者，可选用对症的药物治疗。应注意保证足够的维生素的摄入，如维生素 B_6、维生素 E 等的摄入。

另外，由于本病是跟月经周期密切相关的疾病，因此有明确的周期性，需要让家长了解该病周期性发作的规律和预测发病的时间，在发病时间段内理解和宽容患者的行为过失，并协助调整经前的学习、生活，减少精神刺激，尽量减轻患者的症状。

对于本病，中医的治疗效果较好。主要分为 4 个证型：肝郁气滞型，表现为经前乳房或乳头胀痛、胸胁胀痛、烦躁易怒、舌暗苔厚、脉弦，用逍遥散加减治疗；脾肾阳虚型，表现为面部浮肿、头晕、体倦、嗜睡、食少、经前泄泻、脘腹胀满、腰膝酸软、舌胖有齿印、苔白润、脉沉细，用健固汤加减治疗；肝肾阴虚型，表现为经前心烦易怒、头晕目眩、健忘失眠、舌红少苔、脉弦细，用杞菊地黄汤加减治疗；心脾两虚型，表现为经前心悸、失眠、神疲乏力、多思善虑、面色萎黄、食少、脉细数，用归脾汤加减治疗。

经前期综合征的饮食注意

饮食始终是我们健康的一大影响因素，合理的饮食也会减少本病的发生。

（1）在日常生活中，多吃甜食可能会导致我们情绪不稳、焦虑，所以平时要尽量少吃甜食，人体所需要的糖分可以通过多吃新鲜水果来补充。

（2）食物中的动物性脂肪会导致人体中雌激素的含量上升，所以我们平时可以吃一些含有植物性脂肪的食物，减少动物性脂肪的摄入量。另外，多吃含高纤维素的食物，可以帮助人体清除过量的雌激素。注意保证足够的维生素的摄入，如维生素 B_6、维生素 E 等的摄入，所以我们可以试着提高一些绿叶类蔬菜、黄豆、小麦、大麦等食品在日常饮食中的比例。

（3）经前、经期忌过食生冷寒凉、辛燥之品，如梨、香蕉、冷饮、冰淇淋等寒凉食品，以及辣椒等辛辣刺激的食品，并且应该注意保暖，不要着凉。

（4）要尽量避免喝酒、吸烟，少喝含有咖啡因的饮料，因为它们往往会产生对人体精神的刺激，从而加重本病。

（5）放松心情，适度运动，保证充足的睡眠。要保持自信和乐观，调整好心态，避免紧张和焦虑。

悄悄话

注意适量活动，快走、游泳、慢跑等活动都对身体的健康有很大的好处，在月经来潮之前的 1～2 周增加运动量，可缓解不适。